FACULTÉ DE MÉDECINE DE PARIS

CONTRIBUTION A L'ÉTUDE

DE

# L'INFLUENCE DU MORAL SUR LE PHYSIQUE

OU

## INFLUENCE DU SYSTÈME NERVEUX SUR LA NUTRITION

THÈSE

POUR LE DOCTORAT EN MÉDECINE

Présentée et soutenue

PAR

Jorje LAGARRIGUE
Docteur en médecine de la Faculté de Paris,

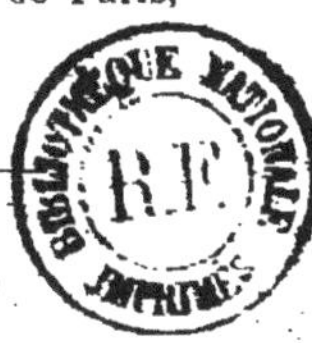

PARIS
A. PARENT, IMPRIMEUR DE LA FACULTÉ DE MÉDECINE
A. DAVY, successeur
52, RUE MADAME ET RUE MONSIEUR-LE-PRINCE, 14

1883

FACULTÉ DE MÉDECINE DE PARIS

CONTRIBUTION A L'ÉTUDE

DE

# L'INFLUENCE DU MORAL
## SUR LE PHYSIQUE

OU

## INFLUENCE DU SYSTÈME NERVEUX
## SUR LA NUTRITION

## THÈSE

POUR LE DOCTORAT EN MEDECINE

Présentée et soutenue

PAR

Jorje LAGARRIGUE
Docteur en médecine de la Faculté de Paris.

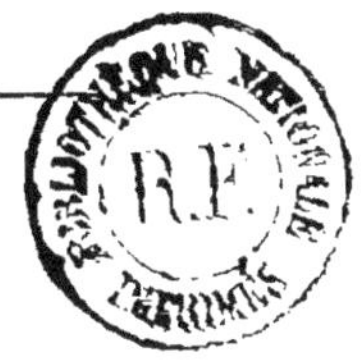

PARIS
A. PARENT, IMPRIMEUR DE LA FACULTÉ DE MÉDECINE
A. DAVY, successeur
52, RUE MADAME ET RUE MONSIEUR-LE-PRINCE, 14

1883

A LA MEMORIA DE MI VENERADA MADRE

A MI PADRE

Jamas mi amor i mi reconocimiento podran igualar sus infinitas bondades i los inmensos sacrificios que ha hecho por mi.

A LA MÉMOIRE D'AUGUSTE COMTE

A MON PRÉSIDENT DE THÈSE

M. LE PROFESSEUR BOUCHARD

Médecin de l'hôpital Lariboisière,

Chevalier de la Légion d'honneur.

A MON ÉMINENT MAITRE DE CLINIQUE MÉDICALE

M. LE PROFESSEUR HARDY,

Membre de l'Académie de médecine,

Médecin de l'hôpital de la Charité,

Officier de la Légion d'honneur.

A MES AUTRES MAITRES DANS LES HOPITAUX

CONTRIBUTION A L'ÉTUDE

DE

# L'INFLUENCE DU MORAL

SUR LE PHYSIQUE

OU

# INFLUENCE DU SYSTÈME NERVEUX

SUR LA NUTRITION

## AVANT-PROPOS.

Le sujet de cette thèse n'est qu'un fragment du plus beau et du plus important problème que la science de l'homme puisse nous offrir : à savoir l'étude des rapports qui existent entre le moral et le physique de l'homme. Dès la plus haute antiquité les poètes, les artistes, les moralistes et les philosophes n'ont cessé de nous représenter dans leurs ouvrages la grande influence que le moral exerce sur le physique et réciproquement. Le bon sens populaire l'a également consacrée par des expressions caractéristiques. Mais ces observations devaient rester pendant des longs siècles à l'état purement empirique, sans qu'aucune théorie réelle pût en donner l'explication. Il fallait, en effet, pour cela, que la biologie devînt une science positive, ce qui ne pouvait arriver avant que les sciences qui la précèdent dans la hiérarchie scientifique et sur lesquelles elle repose, c'est-à-dire la mathématique, l'astronomie, la physique et la chimie, fussent devenues elles-mêmes des sciences positives. Cette évolution préliminaire ne s'étant terminée qu'à la fin du siècle dernier avec la constitution de la chimie, ce fut seulement au commencement de notre siècle que les immortels travaux du grand Bichat jetèrent les fondements de la biologie positive. Tous les phénomènes de la vie furent dès lors ramenés à de simples propriétés de tissus et d'éléments organiques.

Mais pour pouvoir poser scientifiquement le grand problème des réactions mutuelles entre le physique et le moral, la biologie devait faire un pas capital : fixer le siège anatomique de nos facultés affectives, mentales et actives, tout ce que l'on convient d'appeler le moral de l'homme. Telle fut l'œuvre de l'éminent Gall, si injustement méconnue aujourd'hui. Quelles que soient, en effet, les erreurs commises par lui dans la classification et dans la localisation des fonctions cérébrales, il n'en a pas moins établi irrévocablement ces deux vérités fondamentales : 1° que le cerveau est le siège de toutes nos facultés mentales et morales, et 2° que le cerveau n'est pas un organe, mais un appareil, c'est-à-dire un ensemble d'organes, prédisposé chacun à une fonction spéciale.

Et il ne faut pas croire que cette œuvre était facile, car, si on plaçait déjà vaguement l'intelligence dans le cerveau, et si on faisait de celui-ci un centre pour la sensibilité et la réaction motrice, on était loin de voir en lui le siège exclusif de nos instincts, de nos passions et de toutes les qualités du cœur et du caractère. Les biologistes les plus éminents de l'époque plaçaient encore le siège de nos passions dans les viscères végétatifs.

Quant à la notion de la pluralité des organes cérébraux, elle était si difficile à découvrir qu'à l'heure actuelle il y a beaucoup de médecins et de physiologistes qui la rejettent malgré toutes les preuves objectives qui depuis lors, et dans ces dernières années en particulier, sont venues confirmer, d'une façon de plus en plus éclatante, le principe fondamental de Gall.

Quelque unes de ses localisations tendent à être acceptées aujourd'hui. Ainsi il avait placé les facultés intellectuelles dans le lobe frontal, ce qui est généralement admis maintenant (1). Il y avait localisé aussi la fonction du langage, qui n'est qu'une des cinq grandes fonctions de l'intelligence. Une localisation plus précise, due à Bouillaud et à Broca, l'a définitivement placée dans la partie postérieure de la troisième circonvolution frontale.

Malgré de nombreuses contestations, d'éminents cliniciens et physiologistes, tels que Budge, Wagner, Valentin et surtout Lussana, persistent à admettre aussi l'hypothèse de Gall, qui faisait du cervelet le siège de l'instinct sexuel (voyez la note à la fin de cet avant-propos).

Une fois admis que la vie morale de l'homme est le synonime de sa vie cérébrale, le grand problème de la réaction entre le physique et le moral se réduisait à trouver les relations ou les moyens d'union entre l'appareil cérébral (2) et

(1) Voyez Ferrier, *Fonctions du cerveau*, p. 463-465, trad. franç.

(2) Dans l'appareil cérébral nous comprenons naturellement le cervelet.

le reste de l'organisme. Comment une perturbation quelconque de notre corps va-t-elle réagir sur les fonctions morales et intellectuelles de notre cerveau? Ou inversement, comment les perturbations morales, les passions qui agitent notre cerveau vont-t-elles réagir sur le fonctionnement ou la structure de nos organes viscéraux, et de tous les tissus de notre économie?

Le plus grand penseur du siècle, Auguste Comte, suivant les traces de Cabanis, de Bichat et de Gall, aborda cet important problème, en 1854, dans le quatrième volume de sa *Politique positive*, merveilleux monument de son puissant génie synthétique. D'après lui, le cerveau est modifié par le corps au moyen des vaisseaux et des nerfs sensitifs : les vaisseaux qui apportent au cerveau le sang élaboré par le corps, et les nerfs sensitifs qui transmettent directement par les sensations conscientes ou inconscientes tous les changements qui se produisent dans le corps. Le cerveau, à son tour, modifie le corps au moyen des nerfs moteurs, volontaires ou involontaires, et des nerfs nutritifs. Les premiers agissant soit sur les fibres musculaires, striées, soit sur les fibres lisses (intestins, vaisseaux, etc.); les seconds, présidant au mouvement d'assimilation et de désassimilation de tous les autres tissus de notre organisme.

C'est cette influence directe du système nerveux sur le mouvement intime de la nutrition, qui fera l'objet de notre thèse.

L'influence considérable que nos différentes passions exercent sur notre organisme, en altérant la structure de nos organes ou la composition de nos humeurs, ne peut s'expliquer suivant Aug. Comte, que par l'action directe du système nerveux sur la nutrition, action qui exige naturellement des agents spéciaux, c'est à dire des nerfs nutritifs.

Un de ses disciples, le docteur G. Audiffrent, a soutenu et développé la même idée dans son livre sur le *Cerveau et l'Innervation*.

D'autre part, les expériences et les observations des physiologistes et des cliniciens, dans ces dernières années, établissent manifestement l'action directe du système nerveux sur la nutrition.

Nous nous proposons de passer brièvement en revue l'ensemble des preuves que la physiologie et la pathologie actuelles fournissent à la grande notion que des hautes méditations philosophiques avaient conduit Auguste Comte à introduire dans la conception de l'organisme humain.

Exposons maintenant le plan de notre travail. Ce sont naturellement les altérations du mouvement nutritif normal, survenues à la suite d'une perturbation nerveuse, qui doivent nous démontrer la réalité de l'action nutritive du système nerveux.

Parmi ces altérations observées à l'état pathologique, les unes atteignent l'ensemble de toutes les mutations nutritives de l'organisme, tandis que d'autres se présentent plus ou moins localisées à certaines régions du corps. Une autre différence les sépare : les premières n'altèrent d'abord que les mutations nutritives des tissus sans altérer de suite leur structure, ce sont, pour ainsi dire, des perturbations essentiellement dynamiques ; les secondes, au contraire, modifient immédiatement la structure des tissus, ce sont surtout des perturbations statiques.

Nous diviserons notre travail en cinq parties. Dans la première, nous exposerons quelques considérations générales sur la nutrition. Ensuite nous aborderons les perturbations de l'ensemble de la nutrition sous l'influence du système nerveux. Ainsi, la seconde partie sera consacrée au rôle du système nerveux dans la calorification; et la troisième, à certains vices de nutrition, révélés par la nature des humeurs et engendrés par la puissance des réactions nerveuses. C'est là que nous mettrons à profit les mémorables leçons de M. le professeur Bouchard sur les *Maladies par réaction nerveuse* (cours de Pathologie générale professé à la Faculté de 1881 à 1882). Nous lui exprimons ici toute notre reconnaissance pour avoir bien voulu nous aider de son précieux concours en nous confiant quelques unes des notes inédites de son cours.

Dans la quatrième partie nous prouverons l'influence nutritive du système nerveux, par les altérations des divers tissus qui reconnaissent pour origine des lésions nerveuses.

Enfin, dans notre conclusion, après avoir parlé de la localisation des fonctions nutritives du système nerveux, nous montrerons les conséquences de cette incontestable influence trophique pour la conception de la maladie, et des rapports de la médecine avec la morale.

Heureux si nous pouvons faire voir qu'un des problèmes les plus importants de la biologie, est intimement lié à la grande synthèse positive qui doit rétablir l'harmonie sociale et rendre par cela même plus stable l'harmonie et la santé individuelles.

## NOTE SUR LES FONCTIONS DU CERVELET.

La plupart des auteurs que nous avons cités comme étant des partisans de l'hypothèse de Gall sur le cervelet, n'assignent à l'instinct sexuel que la partie moyenne de cet organe. Auguste Comte fait siéger dans le cervelet les deux instincts conservateurs : celui de la conservation de l'individu, appelé instinct nutritif pour caractériser son but fondamental, et celui de la conservation de l'espèce ou instinct sexuel. Toutes les hypothèses et les observations faites par les physiologistes et les médecins, loin d'infirmer cette vue d'Auguste Comte, semblent, au contraire, la confirmer. On a fait du cervelet, tantôt un appareil coordonnateur des mouvements (Flourens), tantôt quelque chose comme un organe qui engendre et distribue la force nécessaire à l'instigation de toutes les sortes de mouvements, et même à *l'excitation d'autres centres nerveux non moteurs* (1). C'est l'idée de Willis, Reil, Roland, reprise dans ces derniers temps par Luys, Weir Mitchell et autres. Bastian, dans un récent ouvrage, *Le Cerveau, organe de la pensée*, après avoir passé en revue toutes les opinions sur le cervelet, voit également en lui un centre moteur suprême qui renforce et régularise la distribution qualitative et quantitative des courants centrifuges dans les actes volontaires et automatiques respectivement, ou, plus brièvement, un *organe suprême qui renforce et régularise la distribution des courants nerveux centrifuges.* De tout ceci il résulte que, si le cervelet n'est pas un centre moteur direct, il a une action puissante pour exciter tous les centres moteurs de l'économie, soit du cerveau, soit de la moelle, et même les centres intellectuels du cerveau. Mais quelle est-elle cette force, sinon l'instinct conservateur? N'est-ce pas lui qui, dans toute la série animale, est l'incitateur suprême de tous les mouvements? N'est-ce pas lui qui donne une énergie merveilleuse à l'animal qui fuit un danger, ou à celui qui poursuit et détruit sa proie? Personne n'ignore que c'est lui, l'instinct fondamental, qui guide et

(1) Voir Bastian. Cerveau et pensée. T. II, p. 131.

préside dans le premier âge à tous les actes de la vie animale. Les animaux qui n'en possèdent pas d'autre, une fois qu'ils ont satisfait leur instinct nutritif, retombent dans une ignoble torpeur, jusqu'à ce que le besoin de la rénovation organique se fasse de nouveau sentir en eux. Il est l'organe suprême, suivant l'expression de Bastian, si l'on considère sa puissance dominatrice dans tout organisme animal, mais il est le plus inférieur en élévation morale, car il constitue l'égoïsme par excellence.

Par une mauvaise conception de la méthode d'investigation en biologie, et en voulant tout subordonner à l'expérimentation, les physiologistes et beaucoup de médecins à leur suite, ne consentent à voir dans l'encéphale que des centres de sensibilité ou de mouvement. Cependant cette grande masse de substance grise qui s'appelle le cervelet, et qui n'est évidemment ni un centre de sensibilité ni un centre de mouvement, devrait les faire réfléchir et tenir compte de la nature morale et instinctive des animaux et de l'homme, comme ils tiennent déjà compte de leur nature intellectuelle. C'est cette nature morale, en effet, qui forme la spontanéité et le centre de la vie des animaux, sans laquelle ils ne seraient que de simples machines.

Si on n'hésite pas à placer dans la partie antérieure du cerveau les fonctions intellectuelles qui ont en général si peu de puissance sur l'homme, comment ne pas admettre que l'instinct conservateur et l'instinct sexuel, qui nous dominent avec autant de force, n'aient pas aussi leurs sièges respectifs dans la masse encéphalique? En dehors de la région intellectuelle et de la région motrice qui occupent une place si limitée dans le cerveau, quel rôle joue-t-il tout le reste de cet appareil? Et s'il faut des sièges encéphaliques pour les instincts nutritif et sexuel, source puissante de la plupart des actions animales et même humaines, il faut encore admettre que l'instinct destructeur, que l'orgueil ou besoin de domination, que la vanité ou besoin d'approbation, facultés qui se trouvent dans toute nature humaine, sont bien aussi des propriétés ou des fonctions de certaines parties de la substance grise du cerveau, à moins que, rétrogradant vers la vieille métaphysique, on ne leur assigne pour siège une entité, l'âme. Comme nous croyons que des notions réelles sur la nature humaine sont indispensables aux médecins pour examiner l'homme soit à l'état normal, soit à l'état pathologique, nous annexons ici l'admirable tableau cérébral, construit par le génie d'Auguste Compte. Comment poursuivre l'intéressant problème des localisations cérébrales, si l'on ne connaît ni le nombre, ni la nature des fonctions qu'il s'agit de localiser? Auguste Comte plaçait les instincts dans les parties postérieure et supérieure du cerveau, les fonctions intellectuelles dans la partie antérieure, et les fonctions actives dans la partie moyenne. Les recherches modernes confirment d'une manière générale cette localisation.

# Classification positive des dix-huit fonctions intérieures du cerveau

ou

# TABLEAU SYSTÉMATIQUE DE L'AME

**Par Auguste COMTE**

L'ensemble de ces dix-huit organes cérébraux constitue l'appareil nerveux central qui, d'une part, stimule la vie de nutritiom, et, d'une autre part, coordonne la vie de relation en liant ces deux sortes de fonctions extérieures. Sa région spéculative communique directement avec les nerfs sensitifs, et sa région active avec les nerfs moteurs. Mais sa région affective n'a de connexités nerveuses qu'avec les viscères végétatifs, sans aucune correspondance immédiate avec le monde extérieur, qui ne s'y lie qu'à l'aide des deux autres régions. Ce centre essentiel de toute l'existence humaine fonctionne continuellement, d'après le repos alternatif des deux moitiés symétriques de chacun de ses organes. Envers le reste du cerveau, l'intermittence périodique est aussi complète que celle des sens et des muscles.

**(AIMER, PENSER, AGIR).**
AGIR PAR AFFECTION, ET PENSER POUR AGIR.

### PRINCIPE.

**IMPULSION. (le cœur).** — Décroissement d'énergie, et accroissement de dignité, d'arrière en avant, de bas en haut et des bords au milieu.

10 moteurs affectifs (penchants ou sentiments)

- 7 personnels. (Egoïsme.)
  - Intérêt....
    - Instincts de la conservation.........
      - de l'individu, ou instinct nutritif........................
      - de l'espèce...
        - instinct sexuel........................
        - instinct maternel........................
    - Instincts du perfectionnement.......
      - par destruction, ou instinct militaire........................
      - par construction, ou instinct industriel........................
  - Ambition...
    - Temporelle, ou Orgueil, besoin de domination........................
    - Spirituelle, ou Vanité, besoin d'approbation........................
- 3 sociaux. (Altruisme)
  - Spéciaux...
    - Attachement........................
    - Vénération........................
  - Général.... Bonté, ou Amour universel (sympathie), humanité........................

### MOYEN.

**CONSEIL (l'esprit).** — Savoir pour prévoir afin de pouvoir.

5 fonctions intellectuelles.

- Conception......
  - Passive ou contemplation, d'où matériaux objectifs.
    - Concrète, ou relative aux êtres, essentiellement synthétique........................
    - Abstraite, ou relative aux événements, essentiellement analytique........................
  - Active, ou méditation, d'où constructions subjectives.
    - Inductive, ou par comparaison, d'où Généralisation........................
    - Déductive, ou par coordinalion, d'où Systématisation........................
- Expression...... Mimique, orale, écrite, d'où Communication........................

### RESULTAT.

**EXÉCUTION (le caractère).**

3 qualités pratiques.

- Activité.........
  - Courage........................
  - Prudence........................
- Fermeté, d'où Persévérance........................

# I

## LA NUTRITION

La nutrition est le phénomène fondamental qui caractérise la vie, et celle-ci a été très bien définie par De Blainville lorsqu'il disait, que la vie était le double mouvement continu d'assimilation et de désassimilation entre un organisme et son milieu. En effet, ce phénomène se retrouve non seulement dans toute la série des êtres vivants depuis le végétal jusqu'à l'homme, mais aussi dans les moindres parties de l'organisme le plus compliqué, c'est-à-dire dans les éléments anatomiques. Il y a des êtres qui n'en présentent pas d'autres : tels sont les végétaux, véritables appareils chimiques qui transforment les matériaux inorganiques et les rendent aptes à être absorbés par des êtres d'une vitalité supérieure. Outre cette simple vie de nutrition, les animaux possèdent une vie de relation qui est comme la conséquence de leur mode spécial de nutrition, suivant la belle observation de Comte, car, obligés de s'alimenter au moyen de substances qui elles-mêmes ont déjà vécu, il leur fallait la sensibilité pour les discerner et le mouvement pour s'en emparer. Mais le mouvement nutritif reste toujours la base de ces nouvelles propriétés ; pas un phénomène de sensibilité ou de contractilité ne peut se manifester dans un élément vivant si le mouvement d'assimilation et de désassimilation ne s'opère en lui. La cessation du phénomène nutritif supprime toute autre propriété de l'organisme ou de l'élément vivant, que ce soit la sensibilité, la contractilité, la pensée ou l'affection. Il n'y a là qu'un cas de la grande loi qui, dans tout l'ordre réel, fait reposer les phénomènes supérieurs sur les phénomènes inférieurs. Il y a plus: au bas de l'échelle animale toutes les fonctions de relation sont exclusivement destinées à satisfaire les besoins de la vie de nutrition, et ce n'est qu'au haut de l'échelle, principalement chez l'homme et grâce à l'évolution sociale, que commence à se manifester cette sublime inversion qui tend à faire uniquement du corps le soutien et l'instrument du cerveau. Alors la vie nutritive, au lieu d'être le but, devient seulement la base indispensable de cette vie cérébrale, qui lie chaque existence individuelle à l'existence collective de l'humanité.

La rénovation constante de sa substance fondamentale, est, avons-nous dit, la propriété caractéristique de tout élément vivant, soit qu'il forme à lui seul un organisme distinct, soit qu'il fasse partie d'un être plus complexe. Chez les végétaux et chez les animaux inférieurs, cette propriété est sous la dépendance étroite et l'action directe du milieu extérieur. Ainsi, pour chaque espèce, ces êtres ne supportent pas les grandes variations de température, ils sont attachés à un climat déterminé, et même là les changements de saisons exercent une si grande influence sur eux que pendant l'hiver leur vie nutritive se trouve presque complètement arrêtée.

Chez les animaux supérieurs, les actions multiples du milieu extérieur, chaleur, lumière, humidité, électricité ne s'exercent pas directement sur les éléments anatomiques, mais à travers le système nerveux. Celui-ci transmet à tous les éléments l'action extérieure, en la modifiant, en la régularisant. « Ainsi, dit Claude Bernard, le système nerveux est le passage obligé entre l'animal vivant et le monde qui l'entoure, non seulement pour les fonctions de la vie animale, mais aussi pour les phénomènes de la vie de nutrition. C'est lui qui préside aux relations des agents physiques avec les organes internes ; la condition physiologique domine ici la condition physique. Et cela est vrai en général de tous les animaux supérieurs. Au contraire, au bas de l'échelle, on trouve des êtres rudimentaires chez lesquels s'atténue ou disparaît l'influence du système nerveux, et où les conditions physiques dominent à leur tour les conditions physiologiques. »

Cette influence considérable du système nerveux sur la nutrition est un privilège pour les animaux supérieurs, car il leur permet de s'adapter aux différents climats et de ne point se laisser trop complètement dominer par les changements de saisons. Aux variations extérieures le système nerveux oppose des variations internes dans les fonctions de nutrition qui permettent à l'organisme d'accomplir ses fonctions de relation.

La rénovation nutritive où les échanges matériels entre l'organisme et son milieu s'accomplissent au moyen de plusieurs fonctions, étroitement enchaînées entre elles, à savoir : l'*absorption* et l'*élaboration* des matériaux nutritifs, ce qui est compris sous les noms de respiration et de digestion ; l'*assimilation* et la désassimilation des matériaux par les éléments anatomiques ; la *dépuration* de certains éléments de la désassimilation ; et finalement l'*excrétion*. Ces quatre grandes fonctions sont intimement liées entre elles par une cinquième fonction : la *circulation* soit sanguine, soit lymphatique. Toutes ces fonctions sont dans une étroite dépendance du système nerveux. Rien ne peut s'y passer sans son intervention. C'est lui qui maintient l'harmonie et le concours entre elles, harmonie et concours qui constituent la santé corporelle. Si l'un de ces rouages de la nutrition s'altère, les autres finissent tôt ou tard par s'altérer, et si l'équilibre et l'harmonie ne peuvent pas se rétablir, la vie même de l'organisme tout entier se trouve compromise.

Il serait très intéressant et utile d'examiner l'influence du système nerveux dans toutes les fonctions de nutrition. Nous nous bornerons à étudier seulement celle qu'il exerce sur le phénomène intime de l'assimilation et de la désassimilation.

Lors de la découverte de l'action du système nerveux sur la circulation ou des nerfs vaso-moteurs, la plupart des physiologistes crurent que cela suffisait pour expliquer toute l'influence nerveuse sur la nutrition intime des tissus. Les faits et les réflexions postérieures sont venus modifier cette opinion. Il est évident que les nerfs vaso-moteurs, en augmentant ou en diminuant l'apport des matériaux nutritifs influent nécessairement sur la rénovation organique des éléments anatomiques. Mais cela ne peut nullement rendre compte de toutes les altérations nutritives liées aux perturbations et aux lésions nerveuses. Il existe tout un ensemble de faits demontrant qu'il y a une action directe et immédiate du système nerveux sur la nutrition des éléments anatomiques. C'est à l'exposé rapide de ces faits que notre thèse est consacrée.

## II

### DE L'ACTION DU SYSTÈME NERVEUX SUR LA NUTRITION, DÉDUITE DE SON ACTION SUR LA TEMPÉRATURE, SOIT A L'ÉTAT NORMAL, SOIT A L'ÉTAT PATHOLOGIQUE.

Il est aujourd'hui démontré que la chaleur animale est produite par les phénomènes chimiques qui se passent dans tous les tissus de l'organisme. La nutrition des éléments anatomiques s'accompagne d'une production de chaleur. Celle-ci n'est pas une fonction, comme on l'a dit, mais un résultat des fonctions de nutrition.

La température animale n'étant pour ainsi dire, que l'expression des phénomènes chimiques de la nutrition, si nous montrons que le système nerveux agit directement sur la production de la chaleur chez les animaux, nous aurons montré son action directe sur la nutrition.

Une simple réflexion suffirait pour reconnaître l'intervention du système nerveux dans les phénomènes calorifiques. La chaleur animale, qui est la somme de toutes les chaleurs partielles produites par chacun des éléments de l'organisme, se maintient toujours à un degré à peu près fixe. Il faut donc de toute nécessité un appareil coordonateur qui, réglant les différentes actions particulières, puisse les faire converger et assurer ainsi la fixité du résultat total. C'est évidemment le système nerveux qui amène cette admirable harmonie dans la production de la chaleur animale.

Mais son intervention nous paraîtra bien plus évidente

lorsque nous aurons réfléchi que cette fixité de la température animale se maintient au milieu des variations les plus considérables de la température extérieure, qu'elle dépende du changement de saison ou du changement de climat. Comment se fait-il que les animaux supérieurs conservent leur degré de chaleur habituelle lorsque la température extérieure descend à — 25° et à — 30° ? Il faut pour cela que la production de chaleur soit plus considérable par une augmentation des mutations nutritives, et c'est encore le système nerveux qui seul peut maintenir cet équilibre entre les pertes extérieures et la production intérieure de chaleur. C'est ce qu'a très bien exprimé M. le professeur Vulpian dans l'article Moelle du Dictionnaire encyclopédique : « la température intérieure des mammifères et des oiseaux reste à peu près constante, lorsque le milieu extérieur varie. Des expériences ont démontré, d'une façon très nette, que les combustions qui ont lieu dans tous les tissus, augmentent lorsque la température de l'air extérieur diminue, qu'elles diminuent lorsque la température augmente. L'organisme se trouve donc pour ainsi dire averti qu'il doit activer, ou, au contraire, modérer les combustions qui ont lieu dans son intérieur, et les avertissements de ce genre ne peuvent être transmis, ce me semble, que par le système nerveux. De plus, il est probable qu'il y a dans le myélencéphale, un centre spécial où arrivent les impressions qui doivent déterminer, par une sorte d'action réflexe, les incitations destinées à régler, suivant les circonstances, l'intensité des combustions et des autres phénomènes calorifiques, dans les divers tissus. »

On a voulu chercher une autre explication de ce phénomène en disant que la conservation de la chaleur normale sous une basse température extérieure était due à une moindre perte et non à une plus grande production de chaleur. Il y aurait un moindre rayonnement calorifique à cause des contractions des vaisseaux cutanés.

Cependant l'augmentation des combustions organiques, et par conséquent de la chaleur produite, nous est démontrée par la plus grande quantité d'aliments, surtout gras, que l'homme et les animaux sont obligés de consommer pendant l'hiver ou dans les climats très froids. L'appétit, qui est presque toujours comme l'avis du système nerveux sur la rapidité et l'énergie avec lesquelles se font les mutations nutritives, s'accroît avec le froid.

Mais il y a à ce sujet des preuves expérimentales. Ainsi Kernig (1), en plongeant un homme dans un bain de 20°, a constaté, en mesurant la chaleur abandonnée à l'eau pendant 20 minutes, que la perte de chaleur avait dépassé 3 fois la normale. La température intérieure resta cependant toujours la même ; donc il y a eu une plus grande production de chaleur, due naturellement à l'accélération de la rénovation organique. En confirmation de ceci, Liébermeister (2) a observé que dans un bain froid, l'homme exhale une quantité plus considérable d'acide carbonique et que cette augmentation continue même pendant vingt minutes après le bain. Il a remarqué aussi une élévation concomitante de la température intérieure.

Cet accroissement dans les produits des combustions organiques a été aussi observé chez les animaux. Letellier et puis William Edward, ont constaté en expérimentant sur de petits mammifères que la quantité d'acide carbonique

(1) Cité par Weber, Thèse inauguralè, 1872, Paris.

(2) Cité par Vulpian, Vaso-moteurs. T. II, p. 196.

exhalé par les poumons augmente en hiver et diminue en été. » (1)

Tout démontre donc que les impressions thermiques se transmettant par les nerfs sensitifs aux centres nerveux, ceux-ci par des incitations centrifuges font varier, accélèrent les échanges nutritifs des éléments organiques, de manière à maintenir la fixité de la température organique en face des oscillations de la température extérieure.

Ce changement dans la nutrition n'est pas produit par une variation dans le cours du sang, mais par une action directe du système nerveux sur la nutrition, car dans les divers climats nous n'observons pas des différences dans le rythme du mouvement circulatoire. Du reste, nous prouverons plus loin que la chaleur, liée à l'activité nutritive des éléments anatomiques, est sous l'empire immédiat de l'influence nerveuse.

Citons encore une autre observation qui montre l'action que la sensibilité, et par conséquent le système nerveux, exerce sur la chaleur animale. Nous voulons parler de ce fait remarquable : que l'excitation d'un nerf sensitif, lorsqu'elle va jusqu'a causer de la douleur, produit une notable réfrigération soit locale soit générale. Les expériences de Claude Bernard depuis 1856 (2), et celles plus récentes de Mantegazza et de Heidenhain, sont tout à fait concordantes à cet égard. Voici quelques-unes des conclusions de Mantegazza, sur l'influence de la douleur sur la chaleur animale, reproduites dans la *Gazette hebdomadaire* de 1866 : « Les douleurs intenses transmises par les nerfs rachidiens et la peau produisent rapidement un abaissement notable de la tempéra-

(1) Vulpian. Loco citato.

(2) Claude Bernard. Liquides de l'organisme. T. I, p. 155.

ture, amené soit dans le rectum soit aux oreilles. Chez les lapins la diminution varie de 0°,68 à 2°,48; moyenne, 1°,27. La température diminue sensiblement pendant la première minute de la douleur, et arrive à son maximum dix ou vingt minutes après qu'elle a cessé d'être ressentie.» La durée de l'abaissement de la température peut être de une heure et demie et au-dessus. La douleur paraît exercer chez l'homme la même influence sur la calorification que chez les autres animaux. « L'abaissement grave et durable de la « température, produit par une douleur dont la durée est de « dix minutes, doit faire supposer qu'il faut en chercher « l'explication dans une altération profonde des phénomènes « chimiques de la calorification, et que la seule diminution « de la température périphérique par les troubles des nerfs « vaso-moteurs n'en rend pas suffisamment compte. »

Heidenhain (1) a démontré aussi que la température prise dans la profondeur des organes, cœur droit, cœur gauche, veine cave inférieure, cavité addominale, descend considérablement par l'excitation des nerfs sensitifs.

Nous profiterons plus loin des expériences de Mantegazza et de Heidenhain, pour montrer que l'influence du système nerveux sur la chaleur résulte de son action directe sur les éléments anatomiques.

Jusqu'ici, en effet, nous n'avons fait que démontrer l'action évidente du système nerveux sur la production de la chaleur; prouvons maintenant que cette action s'exerce directement sur les tissus. Montrons qu'il est capable de refroidir ou de réchauffer nos organes et nos tissus indépendamment du mouvement de circulation du sang.

Claude Bernard, qui, outre son habilité d'expérimenta-

(1) Weber. Loco citato, p. 44.

teur, possédait une véritable sagacité scientifique, quoiqu'il manquât trop de l'esprit de synthèse et de coordination, avait très bien aperçu la distinction entre l'action vaso-motrice du système nerveux et de son action calorifique ou nutritive (1). « La production de la chaleur, dit-il, n'est pas la conséquence nécessaire d'un afflux de sang plus considérable, d'une suractivité plus grande de la circulation locale. En effet, nous verrons plus loin que nous pouvons déterminer soit une augmentation de température dans les parties avec une diminution ou une suspension de la circulation locale, soit un abaissement de la température avec une congestion sanguine plus grande. Ce sont là des points de la plus haute importance, sur lesquels je devrais d'abord appeler votre attention, pour bien établir que, dans les phénomes de création de calorique, ce sont les tissus qui échauffent le sang et non le sang qui échauffe les tissus. Nous n'aurons donc pas à poursuivre une relation nécessaire entre la circulation et la calorification. Il y a harmonie ordinaire entre ces phénomènes, comme entre ceux d'un organisme constituant une unité, mais souvent aussi ces phénomènes s'isolent et peuvent se montrer indépendants les uns des autres ; c'est ce dont il faut être bien pénétré. »

Mais signalons les expériences qui montrent les modifications directes de la nutrition par l'action nerveuse. Cl. Bernard fait observer que l'augmentation de la vascularisation,

(1) Malheureusement quelques expressions de Claude Bernard laissent trop de vague dans les idées. Ainsi il soutient l'existence des nerfs calorifiques et frigorifiques quoiqu'il ait dit que la chaleur n'est pas une fonction, mais seulement un résultat des phénomènes chimiques de la nutrition. Pourquoi alors ne pas les appeler nerfs nutritifs ou trophiques ?

produite par la section du grand sympathique au cou, cesse au bout de quelques jours, tandis que l'accroissement de la température se maintient toujours. « Je pense, ajoute-t-il, qu'il n'est pas possible d'expliquer le réchauffement de l'oreille par le simple renouvellement plus rapide du sang dans son tissu. »

Une modification de l'expérience antérieure lui permet d'être plus affirmatif. Il lie les veines de l'oreille, rendant sa circulation plus lente et sa température plus basse que la normale. La section du sympathique cervical produit cependant toujours l'élévation thermique habituelle, quoique l'accélération circulatoire ne puisse pas avoir lieu, à cause de la ligature des veines.

Mais voici d'autres expériences plus décisives, dans lesquelles la circulation étant supprimée dans certains tissus, le système nerveux amène cependant en eux des modifications de température. Ainsi Cl. Bernard, après avoir supprimé toute circulation dans un muscle, en le séparant du corps, électrisa les nerfs qui s'y rendaient, et observa une élévation de température ; donc les nerfs peuvent créer de la chaleur au moyen de leur action directe sur les tissus, sans aucune intervention vaso-motrice. Et on ne peut pas dire que ce soit la contraction musculaire qui produit la chaleur, car tout mouvement ou effort réalisé par le muscle absorbe de la chaleur au lieu d'en produire. Les phénomènes chimiques d'oxydation que l'excitation du nerf moteur amène dans le muscle, peuvent être utilisés soit à engendrer un mouvement ou un effort, soit à créer de la chaleur ; et il y a équivalence entre ces deux phénomènes ; plus considérable est l'effort effectué, moins grande sera la quantité de chaleur dégagée. Le nerf moteur peut être regardé comme un nerf trophique ou nutritif : il provoque en même temps dans la fibre ou cellule musculaire l'activité fonctionnelle de contraction et de l'activité chimique d'oxydation. Nous verrons donc dans une autre partie de notre travail que les cellules motrices de la moelle ont aussi une influence trophique sur les muscles par l'intermédiaire des filets moteurs.

Une expérience plus décisive encore est celle de l'excitation électrique du filet de la corde du tympan qui se rend à la glande sous-maxillaire ; elle amène une élévation immédiate de la température, quoique on ait lié les veines de la glande, ce qui arrête en elle toute circulation. Cette chaleur est produite par l'activité des cellules glandulaires, activité qui au fond n'est qu'un mode de nutrition. Ici l'on voit donc plus nettement l'influence directe du système nerveux sur les phénomènes chimiques qui se passent dans les éléments anatomiques. L'existence des nerfs *sécréteurs* est démontrée et généralement admise aujourd'hui. (Vulpian.)

Nous avons vu plus haut que Mantegazza attribuait l'influence réfrigérante de la douleur à une action du système nerveux sur la nutrition et non pas à une action sur les vaisseaux, car une douleur de quelques minutes amenait une diminution de longue durée, longueur de temps qui n'est pas habituelle aux influences vaso-motrices. Voici des expériences qui confirment cette explication :

Dans une des expériences de Cl. Bernard (1), qu'il a souvent vérifiée et qui consiste à galvaniser le bout central du nerf auriculaire en produisant une vive douleur, il a fait abaisser de deux degrés et demi la température de l'oreille correspondante. « Toutefois, ajoute-t-il, pendant le passage du courant d'induction, l'oreille ne devint pas pâle ; elle

(1) Chaleur animale, p. 295.

paraissait au contraire vascularisée. » Le système nerveux a donc agi dans ce cas directement sur les éléments anatomiques, et non pas par l'intermédiaire des vaisseaux. C'est du reste la conclusion à laquelle arrive Cl. Bernard. « Mais, dit-il, l'excitation du nerf sensitif n'a pas seulement pour conséquence l'abaissement de température. On constate en même temps une *augmentation de la tension vasculaire dans les artères*. Nous avons signalé ce fait précédemment, en nous occupant de l'innervation du cœur, et nous en avons fourni la démonstration expérimentale. Nous le rappelons ici pour montrer que le refroidissement par excitation d'un nerf sensible ne saurait être attribué à une sorte de syncope ou à un retrait du sang de la périphérie. C'est le phénomène inverse qui a lieu, car nous avons vu que l'oreille refroidie par l'excitation du bout central du nerf auriculaire, loin d'être anémiée, est au contraire vascularisée. Ce sont là des faits importants qui nous prouvent que les phénomènes de réfrigération peuvent être indépendants de l'état des vaisseaux, de même que nous l'avons déjà vu pour les phénomènes de calorification » (1).

Une expérience de Heidenhain, pour les détails de laquelle nous renvoyons à la thèse de Weber, semble démontrer la même chose. Il comprime l'aorte thoracique et supprime ainsi la circulation dans l'arrière-train de l'animal. La température prise dans la même cave inférieure, qui ramène le sang de ces parties, loin de descendre immédiatement, monte un peu. Mais, si alors on excite soit le nerf sciatique, soit la peau de la face, on obtient immédiatement un abaissement de la température dans cette même veine cave. On obtient donc le même résultat que lorsque le cours du sang

(1) Loco citato, p. 298.

n'était pas interrompu, et on est autorisé à penser que la variation de température ne dépend pas alors de la variation de la tension sanguine, et que l'influence du système nerveux sur la chaleur s'exerce par d'autres nerfs que les vaso-moteurs.

Nous citerons en dernier lieu les expériences si bien conduites et si bien interprétées de M. Henri Parinaud, relatées par lui dans son remarquable article sur l'*Influence de la moelle épinière sur la température*, publié dans les Archives de physiologie de 1877 (p. 63 et 310). Il établit que cette influence se fait sentir de deux manières : par les vaso-moteurs et par une action nutritive ou trophique directe sur les tissus. Dans une série d'expériences qui lui ont donné toujours le même résultat, il sectionne transversalement la moelle cervicale ou dorsale d'un animal (lapin) et il étudie alors avec le plus grand soin :

« 1° Les modifications de la température centrale prise dans le rectum.

2° Les modifications de la température profonde des parties paralysées prise dans l'aine, et des parties non paralysées prise dans l'aiselle.

3° Les modifications de la température cutanée des parties paralysées prise sous la peau de l'extrémité de la patte postérieure et celles de la température cutanée des parties non paralysées prise sous la peau de l'extrémité de la patte antérieure. »

De ces expériences résultent trois faits principaux :

« 1° La température centrale s'abaisse constammen jusqu'à la mort.

2° La température profonde des parties paralysées et de celles qui ne le sont pas s'abaisse aussi d'une manière progressive, mais avec cette différenee que dans les parties paralysées elle reste *toujours inférieure* à celle des parties non paralysées et pendant toute la durée de l'expérience.

3° La température cutanée donne des résultats inverses. Sans doute le refroidissement général de l'animal retentit aussi sur la peau, mais après l'opération la température est ordinairement plus élevée dans la peau des parties paralysées qu'avant la section. De plus, elle reste pendant un certain temps plus élevée dans la peau des parties paralysées que dans celle du train postérieur. »

La section de la moelle détermine donc dans la surface cutanée une paralysie vaso-motrice qui amène dans cette partie une élévation momentanée de la température. Mais, chose importante à noter, cela est un phénomène *passager*, qui disparaît au bout de vingt-quatre à trente-six heures. L'abaissement progressif de la température centrale ne peut donc s'expliquer par aucune intervention vaso-motrice. Voici du reste les propres termes de M. Parinaud : « Les modifications de la température du train antérieur et du train postérieur, caractérisées par ce fait qu'après la section de la moelle, elle reste dans les parties paralysées constamment inférieure à celle des parties qui ne le sont pas, constituent le résultat le plus important de ces expériences, car pour nous il n'admet qu'une interprétation, c'est la diminution des combustions dans les parties soustraites à l'influence de la moelle. » « Remarquons que cette différence entre la température de l'aine et celle de l'aisselle se produit toujours, et qu'une fois établie elle persiste jusqu'à la fin de l'expérience, c'est-à-dire, dans un grand nombre de cas, pendant cinq ou six jours. On ne saurait donc invoquer, pour expliquer le refroidissement des parties profondes du membre paralysé, un phénomène de dérivation en vertu duquel le sang se porterait en plus grande quantité dans la peau et l'extrémité des pattes dont les vaisseaux sont plus dilatés, aux dépens des parties profondes qui en reçoivent moins, car l'élévation de la température cutanée due à la paralysie des vaso-moteurs se produit, comme nous allons le voir, d'une manière beaucoup moins régulière, et surtout beaucoup moins persistante. » « Les sections de la moelle épinière agissent donc de deux manières sur la thermalité des tissus. En diminuant les combustions intimes des éléments anatomiques, elles les *refroidissent*; en paralysant les vaso-moteurs, elles les réchauffent. »

La clinique est au fond d'accord avec ces expériences. Dans les cas de fracture de la colonne vertébrale ou compliquée de lésions de la moelle, on observe généralement, il est vrai, une élévation de la température, mais celle-ci est due à l'inflammation de la moelle ; car la substance nerveuse de l'homme est bien plus sujette à s'irriter et à s'enflammer que celle des animaux. D'ailleurs, Hutchinson cite plusieurs cas d'abaissement de la température après fracture de la colonne vertébrale (1).

Il en est de même pour toutes les démonstrations que nous avons reproduites et que la physiologie expérimentale a si péniblement établies : la pathologie les aurait pu fournir. Ainsi, l'indépendance de la circulation et de la calorification, qui fait que l'élévation de celle-ci n'est pas souvent l'effet de l'accélération de celle-là, nous est démontrée amplement par la clinique. Quelques maladies nous présentent, en effet, une disparité remarquable entre la circulation et la température. Dans les accès de fièvre intermittente, la tem-

(1) Hutchinson. Sur l'état de la température et de la circulation après les lésions de la moelle cervicale, *The Lancet*. Traduit dans *Arch. de médecine*, 1875.

pérature commence à monter avant toute manifestation vaso-motrice, et elle continue de monter pendant toute la période du frisson, quand les vaisseaux sont resserrés à la périphérie. Les recherches de Liebermeister ont démontré qu'il y avait alors une réelle et considérable production de chaleur, et non pas seulement une accumulation de chaleur dans l'intérieur par le retrait du sang de la périphérie.

Dans le goître exophthalmique, qui donne lieu aux plus grandes perturbations vaso-motrices, le nombre des pulsations par minute atteint le chiffre de 120, 140, 200 et même davantage ; et cependant « il est rare que, dans cette maladie, la température appréciée par le thermomètre soit au-dessus de la normale » (Jaccoud).

Dans quelques maladies, lorsque la circulation se ralentit aux approches de la mort, la température continue à monter cependant, et monte même après la mort. Claude Bernard nous a laissé le saisissant tableau de ce phénomène chez les cholériques : « M. Deryère, dit-il, reconnut que chez ces malades, arrivés à la période algide, la vie persistait indépendamment, en quelque sorte, de ses caractères chimiques ordinaires. Le cœur a cessé de battre, les artères sont vides, la respiration est presque entièrement supprimée ; les phénomènes mécaniques subsistent peut-être, mais la combustion ne s'accomplit plus ; l'air expiré a presque la composition de l'air introduit dans le poumon ; l'acide carbonique n'y est qu'à l'état de traces ; avec les combustions qui ont baissé, les phénomènes chimiques se sont éteints (1). Et pourtant la vie, ce qu'on appelle la vie, anime encore cet

(1) Naturellement il y a là une exagération : si le phénomène chimique était tout à fait éteint, surtout dans le système nerveux, la vie aurait cessé.

organisme si profondément atteint; la lumière de l'intelligence brille d'un dernier éclat; le moribond, assis sur son séant, voit, entend et parle. Il meurt enfin et, lorsqu'il n'est plus qu'un cadavre, une élévation notable de température se manifeste dans son corps, sans qu'on puisse certainement invoquer ici aucune modification circulatoire pour expliquer le phénomène » (Chaleur animale, p. 287).

L'action du système nerveux sur la température nous est également révélée par l'observation clinique. Voyez l'énorme élévation de température que provoquent les inflammations des centres nerveux ou de leurs enveloppes. Voyez ce qui se passe dans l'hémorrhagie cérébrale : la température, d'abord abaissée, puis, remontant ensuite aux approches de la mort.

M. Parinaud cite le cas d'un malade mort en état de mal épileptique, et chez lequel la température continua de monter, malgré la cessation des attaques convulsives. D'autres observateurs, MM. Charcot et Bourneville, citent des cas semblables. Il est évident que l'élévation de la température dans ces cas n'est pas seulement l'effet des contractions toniques, mais aussi de l'action du bulbe et de la moelle irritée sur tous les autres tissus.

Le sytème nerveux a encore un rôle prépondérant dans la production de la fièvre, caractérisée surtout par l'élévation de la température. De toutes les parties de l'économie, il est la première atteinte, comme le prouvent la céphalalgie, les frissons, le malaise, le sentiment de langueur et de fatigue, tous phénomènes précurseurs de la fièvre. « Dans la fièvre simple, continue, qui est indépendante d'un poison spécifique, le système nerveux semble être affecté; comment expliquer autrement la fièvre qui se produit subitement à la suite de l'épuisement nerveux résultant de la fatigue morale ou physique? Pour les autres fièvres continues qui sont dues à une action spécifique, on peut supposer que le poison est tout d'abord absorbé par le sang et qu'il produit ensuite son effet sur le système nerveux ». (Murchisson; *Fièvre typhoïde*, introduction, p. LXXVIII).

Hirtz, dans son article *Chaleur* (Dict. de méd. et de chir. pratiques) donne, à l'appui de cette même idée, de courtes mais excellentes raisons qu'on pourrait longuement développer: « La naissance instantanée, le développement souvent si prompt et le déclin parfois si rapide de la chaleur fébrile, sa disparition subite par l'emploi de certains moyens: quinine, digitale; sa durée malgré la diète, les rafraîchissants et les spoliations, détournent, dit-il, l'idée d'un acte spontanément et primitivement chimique, et indiquent une cause *active* qui allume et éteint la combustion. Cette cause ne saurait être autre que le système nerveux. »

Griesinger, dans son *Traité des Maladies mentales*, cite un cas qui confirme le rôle important de la moelle dans la production de la fièvre. Il s'agit d'un homme affligé d'une paraplégie complète, causée par la fracture de la douzième vertèbre dorsale. Eh bien! cet homme ayant été pris de fièvre intermittente, tandis que les membres supérieurs présentèrent les manifestations habituelles, on n'observa rien du côté des membres paralysés: ceux-ci, privés de l'innervation, furent exempts de pâleur, de frisson, de rougeur, de chaleur et de sueur. Donc le poison morbifique s'attaque premièrement et essentiellement au système nerveux, et c'est par son intermédiaire qu'il ébranle l'économie tout entière.

Mais le système nerveux modifié par une maladie antérieure peut à lui seul suffire pour produire des accès de fièvre. Le fait suivant, cité souvent par M. le professeur

Verneuil, en est la preuve : Un homme fut pris dans le temps de fièvre intermittente. Depuis huit ans il n'a pas eu un seul accès de fièvre, mais il reçoit un traumatisme et immédiatement il est pris de fièvre à caractère intermittent, et cette modalité de la fièvre ne peut s'expliquer que par l'intervention du système nerveux.

Pendant les maladies fébriles, nous constatons aussi l'influence des centres nerveux sur la température. Il faut aux malades le repos, l'absence de toute incitation nerveuse (bruit, lumière), le calme cérébral le plus complet ; tout ce qui vient le perturber augmente la fièvre. Qui ne connaît pas l'élévation anormale de la température chez les malades hospitalisés, soit le jour de leur entrée, soit le jour qui suit la visite de leurs parents ou de leurs amis ?

Et cette action sur la production de la fièvre ne s'exerce pas par les vaso-moteurs, mais bien par les nerfs qui président à la nutrition des tissus, car nous avons vu que dans les accès de fièvre intermittente la chaleur augmente avant le frisson, et même pendant celui-ci, quand les petits vaisseaux sont contractés. L'action vaso-motrice est secondaire et variable. « Le trouble du système nerveux dans la fièvre, comme le dit très bien M. Parinaud, est caractérisé par *une exagération de l'incitation nutritive* qu'il exerce sur les éléments anatomiques. »

De l'ensemble des considérations exposées dans ce chapitre, nous tirerons les conclusions suivantes :

1° Le système nerveux central exerce une action incontestable sur la température animale, et par conséquent sur le phénomène qui l'engendre, à savoir la nutrition intime des tissus.

2° Le système nerveux agit de deux façons sur la température : d'abord et principalement d'une façon directe en modifiant la nutrition des éléments anatomiques ; en second lieu, d'une façon indirecte par l'intermédiaire des vaso-moteurs.

3° Cette action nutritive se transmet par les nerfs moteurs qui président à la nutrition des muscles, et par des nerfs spéciaux qui vont aux éléments anatomiques, soit des glandes (nerfs sécréteurs) soit des autres tissus de l'économie (nerfs trophiques).

4° Il existe dans la moelle épinière une série de centres ganglionnaires, dont l'excitation accélère les phénomènes chimiques de la nutrition, et augmente la température, tandis que leur paralysie ralentit la nutrition et diminue la température. Ces centres peuvent être doublement influencés : 1° par les nerfs sensitifs et 2° par les centres cérébraux.

De la première influence dépend en grande partie l'efficacité des moyens thérapeutiques, qui agissent sur la peau, soit par simple action mécanique comme la friction, soit par action thermique. Ces impressions vont réveiller, exciter les centres nutritifs de la moelle. Une forte douleur, au contraire, comme nous l'avons vu, ralentit leur puissance, les paralyse pour ainsi dire.

L'influence cérébrale sur la température n'est pas contestable. La pathologie est là pour le démontrer. Mais à l'état normal même, ne voyons-nous pas les émotions morales, les passions agir sur la chaleur animale ? Nous avons pu constater une fois un abaissement réel de température survenu à la suite d'une mauvaise nouvelle, sans qu'il y eût de syncope ni d'altération de la circulation. Le cerveau agit sur les centres de la moelle, et ceux-ci sur les tissus pour augmenter ou diminuer la température, suivant que l'influence est excitatrice ou dépressive. « C'est de cette façon, dit Claude Bernard, qu'il faut comprendre ce que l'on dit de l'influence d'une foule de sentiments et d'émotions morales sur la même fonction. La température s'abaisse, le froid envahit l'animal sous l'empire de la douleur, de la crainte, de la terreur, du chagrin, de la tristesse : la joie, la colère, dit-on, sont au contraire des sources de chaleur. Ce n'est pas en tant que purs sentiments que ces phénomènes psychiques peuvent affecter la calorification : ils se relient à quelque modification organique, physique et chimique, qui seule concourt au résultat physiologique, et qui seule doit être soumise à l'analyse expérimentale. (Chaleur animale, p. 204). »

L'étroite liaison établie entre le physique et le moral exige donc l'existence de centres et de conducteurs nerveux qui influent directement sur la nutrition.

## III

### De l'influence nutritive du système nerveux, démontrée par les altérations générales de la nutrition que ses réactions sont capables d'engendrer.

Nous venons de voir que la démonstration de l'action nutritive du système nerveux, d'après son action sur la température, présentait une grande difficulté à cause de la liaison intime qui existe entre la circulation et la calorification. Il était, en effet, malaisé de déterminer si l'influence nerveuse s'exerçait quelquefois directement sur la nutrition, ou si elle ne commençait pas toujours par agir sur la circulation, et par son intermédiaire sur les mutations chimiques des éléments anatomiques.

Dans les faits que nous allons examiner maintenant, un pareil doute, une pareille confusion ne sauraient exister. Si l'action nutritive du système nerveux est réelle, elle ne peut être que directe, immédiate sur les éléments anatomiques. Il s'agit, en effet, d'altérations, de vices dans la nutrition des tissus, qu'aucune variation dans la circulation ne saurait expliquer. Nous n'aurons donc qu'à démontrer que le système nerveux est capable d'engendrer ces altérations nutritives en agissant sur les tissus, pour établir solidement son action trophique ou nutritive directe.

Nous irons chercher nos preuves dans le traité des *Maladies par ralentissement de la nutrition*, de M. le professeur Bouchard, le livre le plus remarquable, à notre avis, que la philosophie médicale ait produit dans ces derniers temps.

Il est, pour ainsi dire, la démonstration vivante de l'éclatante lumière que les études cliniques bien dirigées peuvent jeter sur les plus difficiles problèmes de la biologie. Il vient confirmer encore ce principe fondamental de la seule méthode applicable à l'étude des phénomènes de la vie : que l'observation et la méditation cliniques doivent avoir toujours la prééminence sur l'expérimentation ; elles doivent l'inspirer, la guider et la contrôler (1). La maladie est, en effet, une véritable expérience naturelle qui est faite sur l'homme, objet final de nos études, avec une délicatesse, une variété, une gradation qu'il est impossible de reproduire dans les expériences artificielles, dont la plus stricte économie nous est d'ailleurs prescrite par la morale positive. Notre vraie grandeur intellectuelle et morale serait d'arriver à pouvoir nous passer des vivisections. Certes, l'étude et l'interprétation des cas pathologiques demandent des efforts intellectuels plus considérables que la simple étude expérimentale, mais en échange elles peuvent nous donner des résultats plus certains et plus instructifs pour la connaissance de l'homme, sans avoir besoin d'imposer la souffrance à des êtres semblables à nous, nos aides et nos compagnons dans la vie.

Le livre de M. Bouchard peut nous servir d'exemple. Il ne se contente pas, en effet, d'éclairer mainte question de pathogénie et de thérapeutique, il jette encore la lumière sur plus d'un point important de physiologie. Ainsi nous y trouvons de nouvelles preuves à l'appui de l'influence directe du système nerveux sur la nutrition. C'est ce que nous nous proposons d'exposer.

L'éminent professeur a mis en lumière une des plus

(1) Voir A. Comte. Philosophie positive. T. III, 40e leçon, p. 331.

belles conceptions de la pathologie générale, une de celles que nous croyons destinées à jouer un grand rôle dans l'interprétation de la plupart des phénomènes morbides de l'économie humaine. Il ramène tout un groupe nombreux de maladies à un type commun, à une altération fondamentale de la nutrition. Il montre dans cette altération de la nutrition intime de tous les tissus, le lien étroit qui unit ces maladies, et qui les fait souvent se remplacer l'une l'autre, de manière à se retrouver dans les antécédents pathologiques du même malade ou de sa famille. Ce sont des maladies *totius substantiæ*, caractérisées par l'accomplissement vicieux du phénomène d'assimilation des éléments anatomiques. C'est ainsi que M. Bouchard a pu remplacer par une explication positive l'idée vague que renfermait le mot *diathèse*, appliqué à ces vices du tempérament, qui dominent toute la série d'accidents pathologiques survenus dans le cours de l'existence de certains individus. Il la définit ainsi : « La diathèse est un trouble permanent des mutations nutritives qui prépare, provoque et entretient des maladies différentes comme forme symptomatique, comme siège anatomique, comme processus pathogénique. » Le trouble nutritif des éléments anatomiques altère la constitution des humeurs, qui, à leur tour, perturbent le fonctionnement des organes et amènent même leur altération et leur mort. Toute la succession et l'enchaînement des phénomènes morbides chez les diathésiques s'expliquent parfaitement par la belle conception de M. Bouchard.

Dans son dernier livre il a démontré qu'il y a un ensemble de maladies ou de troubles de l'organisme dont le lien commun est un ralentissement dans les mutations nutritives. Telles sont les dyscrasies acides, l'oxalurie, la lithiase biliaire, l'obésité, le diabète, la gravelle, la goutte, le rhumatisme, la migraine, l'asthme; auxquelles maladies il faut ajouter beaucoup d'autres accidents morbides qui surviennent chez les individus à nutrition ralentie; par exemple toutes les inflammations catarrhales auxquelles ils sont si prédisposés. Dans ce trouble nutritif les substances organiques introduites dans l'économie ou formées par elle, au lieu d'être conduites jusqu'à leur dernier terme d'oxydation ou de destruction, s'attardent dans une certaine phase de leurs transformations chimiques, s'accumulent dans l'organisme en lui causant de sérieuses perturbations, ou sont excrétées à l'extérieur sans avoir servi à la nutrition des tissus.

Nous renvoyons au livre de M. Bouchard pour l'étude des nombreux faits, soit physiologiques, soit, surtout, cliniques, qui confirment pleinement sa belle théorie. Nous nous contenterons de reproduire le court résumé qui termine son ouvrage. « Pour rendre intelligible l'influence que la nutrition retardante peut exercer sur le développement de certaines maladies, j'ai cherché d'abord à vous montrer par quelques exemples le rôle des acides dans l'organisme, et je vous ai fait voir que l'accumulation des acides pouvait être le résultat de l'arrêt ou du ralentissement des transformations de la matière. Je vous ai indiqué que la prédominance des acides pouvait déjà constituer une maladie; mais j'ai cherché surtout à établir que ce premier effet de l'entrave apportée aux actes nutritifs joue un rôle dans la production des maladies engendrées par l'élaboration trop lente d'autres principes immédiats. L'exemple de la lithiase biliaire nous a montré surtout comment le défaut d'oxydation des acides pouvait concourir à l'insuffisante élaboration d'une autre substance organique. Je vous ai montré ensuite cette insuffisance de l'élaboration intra-organique portant sur la graisse et produisant l'obésité, sur le sucre et produisant le diabète, sur la matière azotée et produisant la goutte et la gravelle. Et partout, dans chacune de ces maladies, nous sommes parvenus à découvrir que si un principe immédiat est plus particulièrement soustrait à la destruction, les autres principes immédiats, à des degrés divers, subissent également un arrêt ou un ralentissement dans leurs transformations destructives. De là l'explication naturelle de cette loi, déduite de l'observation clinique, qu'à chaque maladie caractérisée par l'insuffisante élaboration d'un principe immédiat, s'associent presque fatalement, chez l'individu et dans sa famille, les maladies caractérisées par l'accumulation des autres principes immédiats. La statistique clinique et l'analyse physiologique nous ont démontré et nous ont expliqué cette association si remarquable et si fréquente de la dyscrasie acide, de l'oxalurie, de la lithiase biliaire, de l'obésité, du diabète, de la gravelle et de la goutte, qui constituent comme les premières assises de ce monceau de maladies qui toutes relèvent de la nutrition retardante. »

« Un tel trouble nutritif (la nutrition ralentie), s'il est passager, peut n'être pas nuisible; s'il est prolongé, il provoque la maladie qui peut être plus ou moins durable; s'il est permanent, il crée la maladie chronique ou la succession des maladies aiguës paroxystiques, survenant par accès. Ce trouble nutritif établit ainsi un lien entre les divers accès d'une même maladie, entre des maladies successives différentes, entre des maladies différentes simultanées. Il est la disposition morbide qui engendre ou qui maintient des maladies en apparence disparates. Il est ce que l'on a appelé et ce que j'appelle aussi la diathèse, car je n'ai pas voulu répudier ce mot traditionnel. »

Eh bien, ce trouble de la nutrition des tissus, si bien démontré et décrit par M. Bouchard, peut-il être engendré, augmenté ou diminué par l'action nerveuse ? Le système nerveux, en un mot, a-t-il une influence réelle sur l'élaboration des matériaux organiques par les éléments anatomiques ? Si cette influence existe, elle ne peut évidemment s'exercer que par une action directe sur les tissus, par une action trophique, comme on se plaît à l'appeler aujourd'hui. L'action vaso-motrice, qui n'a été d'ailleurs nullement constatée dans ces maladies, ne pourrait perturber la nutrition des éléments anatomiques de manière à les empêcher de consommer tel ou tel principe organique. Donc il nous semble que démontrer la puissance du système nerveux pour provoquer le ralentissement de la nutrition, c'est démontrer en même temps sa puissance trophique.

L'étiologie des maladies, que nous avons nommées plus haut, nous montre que toutes peuvent être engendrées par les réactions nerveuses, par les influences morales, surtout. De même la clinique démontre que le système nerveux, suivant la nature de son action, peut aggraver ou diminuer les altérations de la nutrition, qui caractérisent ces maladies.

Ainsi la dyscrasie acide, dans laquelle le trouble nutritif amène l'oxydation incomplète des acides organiques et par conséquent l'acidité des humeurs et des tissus, normalement alcalins, a souvent pour cause l'état moral des individus. Dans cet état imparfait de santé, il y a exagération de l'élimination des acides volatils par la peau et par les poumons ; de là « résulte cette fétidité des sueurs et de l'haleine qui est fréquente chez les individus dont le système nerveux est déprimé par la contention d'esprit et par les préoccupations habituelles tristes, chez les hypochondriaques, dans les formes dépressives de l'aliénation mentale, et qui n'est sans doute pas étrangère à l'odeur spéciale des prisons et des asiles d'aliénés. » (Bouchard.) Il est digne de remarque que cette fétidité de l'haleine et des sueurs disparaît par l'intervention des maladies fébriles, ce qui prouve bien qu'elle est due au ralentissement des mutations nutritives, car l'état fébrile, en les accélérant, la fait disparaître.

La lithiase biliaire, qui reconnaît aussi pour cause l'insuffisante destruction des acides, due au retard de la nutrition, peut être provoquée par l'action nerveuse. « Les habitudes tristes de l'esprit, les préoccupations, l'ennui, qui sont des causes de retard de la nutrition, sont rangés au nombre des conditions qui favorisent la production de la lithiase biliaire. »

L'obésité, qui accompagne souvent la lithiase biliaire, a des liaisons étroites avec les affections nerveuses, avec l'hystérie surtout. « On devait s'attendre, dit M. Bouchard, à une relation étroite entre certaines neuropathies et l'obésité, étant donné le rôle prédominant que joue le système nerveux dans les mutations nutritives. Pour ce qui concerne l'hystérie, je puis rappeler ce que j'ai démontré et enseigné en 1873, lorsque j'avais l'honneur de suppléer, à la clinique de la Charité, M. le professeur Bouillaud : c'est que souvent l'hystérie s'accompagne d'un ralentissement étonnant de la nutrition qui peut faire tomber l'urée au-dessous de 3 grammes par jour et qui permet aux malades de vivre sans manger, ou en vomissant tous leurs aliments, et cela pendant des mois, sans que l'amaigrissement devienne notable. »

La goutte de même est souvent engendrée par les perturbations nerveuses, comme les excès vénériens, et par tout ce qui épuise le système nerveux, travaux prolongés de l'esprit, soucis continuels, etc. C'est la maladie des grands ministres des financiers, des académiciens, etc.

Nous allons maintenant étudier plus en détail la pathogénie du diabète, car nous pouvons montrer là mieux qu'ailleurs comment le ralentissement de la nutrition entrave la consommation d'un principe immédiat, et faire voir en même temps l'immense et incontestable influence que le système nerveux possède pour produire, augmenter ou diminuer ce trouble nutritif.

Il a été démontré par Claude Bernard que le foie est l'organe qui fournit le sucre à l'économie. Incessamment il élabore le glycogène avec les matériaux azotés et non azotés du sang, et incessamment il transforme ce glycogène en sucre, qui par les veines sus-hépatiques est constamment déversé dans le grand torrent circulatoire. Mais ce continuel apport de sucre dans le sang, qui n'augmente pas la quantité minime que nous y trouvons, ne s'élimine par aucun émonctoire. Il est donc consommé dans l'économie. Cette combustion ou cette utilisation du sucre a lieu surtout dans les capillaires de la circulation générale comme l'a démontré M. Chaveau et comme l'ont reconnu Claude Bernard et Fornara. M. Bouchard démontre, en outre, par une sagace interprétation des expériences de Bernard, que la principale utilisation du sucre consiste en une véritable assimilation par les tissus, ce qui est autre chose et plus qu'une simple oxydation. Le sucre, en un mot, joue un rôle plastique en même temps que celui de générateur de chaleur et de force.

En voici la démonstration. Claude Bernard a constaté dans de nombreuses expériences que le sang artériel est plus riche en sucre que le sang veineux. Un kilogramme de sang artériel, en devenant sang veineux, perd en moyenne 40 centigrammes de sucre. « J'admettrai même, dit M. Bouchard, que cette perte n'est que de 20 centigrammes, dans l'hypothèse que la destruction du sucre s'opère chez l'homme comme chez les animaux chez lesquels elle est plus faible. » Ainsi, la masse totale du sang qui est de 5 kilogrammes, doit perdre 1 gramme de sucre pendant une révolution circulatoire complète; et, comme on peut établir que le nombre de révolutions totales du sang est de près de 2,000 en 24 heures, nous pouvons conclure qu'un homme, dans une journée, consomme au moins 2,000 grammes de sucre. S tout ce sucre disparaissait seulement par oxydation, il faudrait pour cela plus de 2 kilogrammes d'oxygène, car 1 gramme de sucre exige pour se transformer en eau et en acide carbonique, 1 gr. 066 d'oxygène. Mais l'homme ne consomme en moyenne que 720 grammes (1) d'oxygène par jour (Valentin et Brunner). Il y a donc chaque jour plus d'un kilogramme de sucre consommé par l'homme, à l'état normal, en dehors de toute oxydation. Il est évidemment utilisé par l'assimilation des éléments anatomiques.

« S'il disparaît en un jour près de 2 kilogrammes de sucre, c'est que, dans le même temps, ces 2 kilogrammes ont été formés par le foie. C'est dire que la production du glycogène hépatique ne peut être attribuée que pour une part insignifiante au sucre ingéré ou à tous les autres générateurs de glycogène d'origine alimentaire (la quantité de sucre que le foie peut former avec les matériaux alimentaires est en moyenne de 400 grammes). Ainsi se trouve justifiée cette affirmation que le foie fabrique surtout le glycogène à l'aide des matières circulantes fournies par les

(1) 750 d'après Béclard. Physiologie. T. I, p. 405.

tissus ; que le glycogène est ainsi un stade intermédiaire par lequel passent certaines substances de désassimilation pour redevenir assimilables. » Beaucoup des produits de la désassimilation ne deviennent pas de suite des substances excrémentitielles, elles sont récrémentitielles, et par l'action de certains organes, du foie surtout, elles deviennent de nouveau aptes à l'assimilation. Le foie est un appareil de perfectionnement; il est, suivant la juste expression de M. Bouchard, un véritable végétal annexé à l'organisme, car ainsi que les végétaux, avec les déchets de la vie organique, l'acide carbonique, l'ammoniaque, les sels, fabriquent les substances aptes à entretenir la vie des animaux, ainsi le foie, avec les déchets de la désassimilation, fabrique le sucre, qui sert à l'entretien de la vie cellulaire.

L'équilibre qui existe normalement entre le sucre formé par le foie et le sucre consommé par l'organisme (soit oxydé, soit surtout assimilé) fait que la quantité de cette substance dans le sang ne dépasse pas certaines limites, 2 à 3 grammes par 1,000 de sang. Dans ces conditions elle n'apparaît pas dans les urines. Pour qu'il y ait glycosurie, il faut que le sang contienne plus de 2 à 3 grammes de sucre par kilogramme de sang, ce qui ne peut évidemment avoir lieu que par la rupture de l'équilibre normal que nous avons signalé plus haut, entre la formation du sucre par le foie et sa consommation par l'économie.

Cela posé, il est évident que, parmi les nombreuses suppositions qu'on a formulées pour expliquer la glycosurie diabétique, il n'y en a que deux de vraiment soutenables : ou bien c'est la fonction glycogénique du foie qui est considérablement accrue, ou bien c'est la consommation du sucre qui est diminuée par un vice de la nutrition, par une moindre aptitude des tissus à l'assimilation de cette substance ternaire.

Mais tous les faits tendent à détruire la première interprétation, et viennent, au contraire, confirmer la seconde, D'abord, l'augmentation du sucre par le foie, ne suffirait pas à expliquer la glycosurie, car les tissus peuvent con. sommer plus qu'ils ne font normalement; et « la preuve en est, dit M. Bouchard, que l'on peut injecter dans le sang de quantités notables de sucre sans produire la glycosurie, san produire même l'hyperglycémie. (Par des expériences citées dans son cours de 1881 à 1882, encore inédit, M. Bouchard prouve que l'homme est capable de consommer 2 kilogrammes 1/2, c'est-à-dire 500 grammes de plus que ce qu est normalement introduit par le foie dans la circulation). Voilà pourquoi, à l'état normal, l'augmentation de la production du sucre n'amène pas un excès de sucre dans le sang; les tissus y trouvent seulement une occasion pour consommer davantage. Voilà pourquoi l'homme sain peut manger des quantités considérables de sucre ou de féculents sans que la glycosurie en résulte. Mais si la formation du sucre devient excessive, au point d'égaler la capacité des issus dans la transformation du sucre. ou si cette faculté qu'ont les tissus de faire disparaître le sucre s'abaisse jusqu'au point d'égaler la production, alors l'introduction de quantités même minimes de sucre suffira pour produire l'hyperglycémie et secondairement la glycosurie. Quand on pense aux quantités énormes de sucre que certains individus ont pu ingérer sans provoquer la glycosurie, on est tenté de croire que l'activité de la fonction glycogénique du foie doit arriver difficilement à égaler l'avidité des tissus pour le sucre. » Surtout lorsque l'on pense aussi aux énormes quantités de sucre rendues par les urines des diabétiques, quantités qui atteignent quelquefois le chiffre de 800 grammes et qui dépassent même celui de 1,000 grammes.

D'ailleurs, cliniquement, rien ne justifie l'hypothèse de l'exagération de la fonction glycogénique du foie. On n'observe pas dans le foie l'augmentation de volume qui devrait être le résultat de la congestion provoquée par l'excès de fonctionnement. C'est par une hyperhémie du foie que les partisans de cette théorie expliquent l'accroissement de la glycogénie. D'autre part, si la glycosurie résultait d'un état congestif du foie, toute congestion de cet organe produirait la glycosurie, ce qu'on n'observe pas. Ainsi ni les congestions occasionnées par les maladies du cœur, ni celles qui sont si fréquentes dans les pays chauds, ni celles de l'hépatite ne provoquent pas la glycosurie.

Du reste, un excès dans la production du sucre ne saurait expliquer la maladie que nous appelons diabète, et où nous observons tant de troubles graves dans l'économie et la vitalité des tissus. Cette augmentation de sucre ne pourrait engendrer la déchéance si rapide qui frappe l'organisme des diabétiques, et qui les prédispose aux pneumonies gangreneuses, à la phthisie et à la gangrène. Claude Bernard a très bien senti le poids de cet argument, et dans ses leçons sur le diabète (p. 413 à 417), il reconnaît que la maladie du diabète ne réside pas dans l'excès de sucre produit par le foie, mais dans une affection plus profonde de l'organisme tout entier, dans un trouble de la nutrition (1). « La cause du diabète, dit-il, est plus profonde que les causes de la glycémie, qui ne serait, je le répète, que l'expression

(1) Il l'attribue (p. 414) à une exagération des phénomènes nutritifs, hypothèse gratuite qui ne saurait expliquer l'accumulation du sucre dans le sang.

d'une tendance physiologique salutaire. *Le véritable élément étiologique du mal est la cause, inconnue pour le moment, qui amène l'affaiblissement organique primitif.* C'est à cette cause qu'il faudrait s'adresser et non au symptôme glycémique et glycosurique (p. 414). »

Une fois rejetée cette première explication, nous sommes donc obligés d'accepter la seconde, c'est à dire que le diabète et son symptôme glycosurique tiennent à un trouble profond de la nutrition générale des tissus, consistant en un ralentissement du mouvement d'assimilation, qui rend les tissus moins aptes à consommer du sucre. Voilà la cause inconnue que Claude Bernard signale dans la phrase que nous avons soulignée plus haut.

Elle rend compte de tous les phénomènes observés : de l'absence de glycosurie à l'état normal après des repas copieux (1); des cas de diabète où le sujet élimine d'énormes quantités de sucre, quelquefois même plus de 1,000 grammes; car c'est alors que l'aptitude des tissus à consommer du sucre est réduite au minimum ; du dépérissement de l'organisme; de l'abaissement habituel de la température dans le diabète, indiquant la moindre énergie des mutations nutritives (2); de l'apparition dans les urines des diabétiques

(1) On objecterait que le foie retient le sucre ingéré, mais il en passe une grande quantité par les chylifères au moment des repas, comme l'a constaté M. Colin, sur des grands animaux. A l'état normal les tissus peuvent donc consommer plus de sucre que celui qu'ils consomment habituellement.

(2) « M. Bouchardat a observé chez les diabétiques un abaissement de la température normale. M. Lowintz a constaté le même fait. La température de trois diabétiques prise sous l'aisselle et comparée à la température d'individus sains, du même âge, prise au même lieu,

d'autres substances mal élaborées par les tissus, telles que l'albumine sans lésion rénale, de certains sels, phosphates. Quelques maladies frébiles, la pneumonie et la scarlatine surtout, en augmentant les mutations chimiques, font disparaître le sucre dans les urines des diabétiques. Toutes les complications, phthisie, gangrène, etc., viennent démontrer le trouble profond de la nutrition, l'amoindrissement de la vitalité fondamentale de tous les tissus. Toutes les particularités que l'on a notées dans l'apparition et la disparition de la glycosurie diabétique s'expliquent naturellement lorsque l'on tient compte de l'aggravation plus ou moins considérablé du trouble nutritif; de même pour les variations dans la quantité du sucre sous l'influence du régime alimentaire (1); de même pour le traitement qui, pour agir ne doit pas viser le foie, mais doit tendre à accélérer les échanges nutritifs de l'économie.

Finalement, l'étiologie du diabète et son étroite parenté avec les autres maladies par ralentissement de la nutrition, confirment pleinement la théorie de M. Bouchard.

D'abord cette maladie se développe plus fréquemment dans l'âge mûr, où les mouvements d'assimilation et de désassimilation s'équilibrent, et où bientôt le second l'emporte sur le premier. Tout ce qui est propre à ralentir la

et avec les précautions convenables, s'est montrée inférieure de 1°25, de 1°30, de 1°45. Un diabètique observé par M. Rosenstein et dont la température prise sous l'aisselle ne donnait que 36°6 à 36°8 quand la quantité de sucre contenu dans l'urine était au maximum, donnait 37°5 quand, par suite d'un traitement approprié, le sucre avait presque complètement disparu de l'urine ». (Béclard. Physiologie. T. I, p. 580.)

(1) Voyez la 16° leçon du livre de M. Bouchard.

nutrition, peut devenir une cause de développement du diabète. Ainsi on signale comme causes fréquentes : l'excès dans l'alimentation ; le manque d'exercice, surtout la vie sédentaire dans les villes, où l'absence du mouvement se lie à l'insuffisance de l'air et de la lumière. L'hérédité se retrouve aussi dans ce vice nutritif. Nous ne pouvons mieux faire sentir les conditions étiologiques du diabète qu'en reproduisant une page remarquable du livre de M. Bouchard :

« L'hérédité des modes nutritifs vicieux, l'influence du régime, l'influence de la vie sédentaire expliquent, je crois, la singulière fréquence du diabète chez les israélites, que M. Bouchardat avait déjà reconnue et que Seegen a mise en évidence, puisque, sur 140 diabétiques observés par lui à Carlsbad, 36 appartenaient à la race juive. Remarquez que les Juifs, dans nos contrées au moins, sont presque tous citadins ; ils ne recherchent pas la possession du sol et répugnent au travail de la terre. Cette race industrieuse excelle dans le commerce et dans la banque. Ils ont donc pour milieu presque exclusif les cités populeuses où cette exploitation peut être plus lucrative. Leur hygiène est celle des gens des villes, avec cette aggravation que la nature particulière de leur négoce les prive à un plus haut degré de l'air, de la lumière et de l'exercice. Ce sont des hommes de bureau et de comptoir. S'ils ne se prodiguent pas à l'extérieur, beaucoup d'entre eux aiment la bonne chère. Ils réalisent ainsi l'ensemble des conditions qui créent la nutrition retardante ; et ces conditions défavorables, s'accumulent chez eux par le fait de l'hérédité, car, citadins, ils sont fils et petits-fils de citadins. Enfin ces influences héréditaires défavorables ne sont pas corrigées chez eux, comme pour le reste de la population, par la fréquence des croisements entre gens de la ville et gens de la campagne. Ils se marient exclusivement entre eux, et, du côté paternel comme du côté maternel, le jeune israélite reçoit en naissant des influences accumulées qu'il développera à son tour et qui aboutiront aux maladies qu'engendre la nutrition ralentie, et en particulier au diabète. »

Ce trouble nutritif chez les diabétiques est encore prouvé par les antécédents héréditaires de ces malades. Nous rencontrons très souvent chez leurs pères ou les autres membres de leur famille les maladies engendrées par un ralentissement de la nutrition, telles que le rhumatisme, l'obésité, la gravelle, la goutte, l'asthme, l'eczéma, la migraine, la lithiase biliaire.

Plus souvent encore ces mêmes maladies et d'autres, dépendentes de la même condition pathogénique, se rencontrent chez les diabétiques, soit en même temps que le diabète, soit dans leurs antécédents personnels pathologiques. Ainsi M. Bouchard, sur 100 diabétiques, a trouvé en même temps que le diabète :

| | | |
|---|---|---|
| L'obésité | 45 | fois. |
| Le rhumatisme musculaire | 22 | » |
| La migraine | 18 | » |
| Le rhumatisme articulaire aigu | 16 | » |
| La gravelle | 16 | » |
| L'eczéma | 16 | » |
| La lithiase biliaire | 10 | » |
| Le rhumatisme articulaire chronique | 8 | » |
| Les névralgies | 8 | » |
| L'urticaire | 6 | » |
| Les hémorrhagies fluxionnaires diverses | 6 | » |
| Le pityriasis | 4 | » |
| L'asthme | 2 | » |
| La goutte | 2 | » |

Cette parenté morbide qui fait que ces maladies peuvent se remplacer ou se retrouver simultanément chez le même individu ou dans les membres d'une même famille, est un fait incontestable que tous les vrais cliniciens ont remarqué. Un des plus grands cliniciens modernes, Trousseau, a beaucoup insisté sur ce point dans sa remarquable clinique de l'Hôtel-Dieu. Il sentait, lui aussi, que derrière ces manifestations morbides, il existait un trouble profond de l'économie qui les engendrait et les dominait pour ainsi dire. C'est ainsi, qu'il disait, parlant de l'asthme : « C'est une manifestation, une manière d'être particulière d'une maladie générale ayant des expressions locales très diverses, se traduisant tantôt par des accès de dyspnée, d'oppression, par ces corizas bizarres, par ces catarrhes particuliers qui, j'ai pris soin de vous le dire, peuvent constituer tout l'accès; mais pouvant se traduire aussi par des attaques de goutte articulaire ou de goutte vague, par des attaques de gravelle, par des attaques de rhumatisme, par des affections hémorrhoïdaires. »

Bazin, Marchal (de Calvi), Charcot et beaucoup d'autres médecins ont étudié particulièrement ces relations pathologiques.

Le diabète appartient donc à cette grande famille des maladies engendrées par le trouble de la nutrition générale ; et il est démontré que la glycosurie diabétique dépend de la moindre aptitude des tissus à consommer du sucre, d'un vice de l'assimilation. Ce trouble nutritif peut-il être provoqué, augmenté ou diminué par les réactions nerveuses ? Le système nerveux, en somme, influence-t-il directement la vie nutritive des éléments anatomiques? Nul doute ne peut rester à cet égard.

Le rôle du système nerveux dans l'étiologie du diabète est

si considérable, que quelques médecins ont fait de cette affection une maladie nerveuse. Nous savons qu'expérimentalement, les lésions du système nerveux, surtout celle du plancher du quatrième ventricule, produisent une glycosurie passagère. Elle survient aussi dans les grands traumatismes qui ébranlent profondément le système nerveux, dans certaines tumeurs et hémorrhagies cérébrales. Mais ce qui est aussi incontestable, c'est que le diabète est souvent engendré par les affections morales dépressives, les chagrins, les soucis, les ambitions contrariées. C'est la maladie des hommes, dont le cœur et l'esprit sont continuellement agités, des hommes politiques, des savants, des financiers, etc.

L'influence des émotions morales se fait sentir aussi pendant le cours du diabète, soit pour l'améliorer, soit pour l'aggraver. Le cas cité par M. Bouchard dans son ouvrage est bien démonstratif. « J'ai vu un malade qui, devenu diabétique sous l'influence de luttes parlementaires violentes et obstinées, avait guéri à l'occasion d'un changement de ministère qui avait mis fin à ses préoccupations et à son excessive activité. Cet homme vint en Europe guéri ; il alla faire une cure à Carlsbad, et pendant toute la durée de son séjour dans cette ville, on ne trouva pas une seule fois du sucre dans ses urines. Le jour de son départ, il entre pour une cause futile, dans une violente colère, il ressent immédiatement de la sécheresse de la bouche, et ses urines, examinées à l'instant même, renferment du sucre. »

De même le cas constaté par L. Landouzy et cité par Dreyfous, dans sa thèse d'agrégation. C'est le cas « d'un commerçant de quarante ans, arthrititique émérite, diabébétique à un faible degré (3 grammes de sucre par 24 heures), sans amaigrissement, sans polydipsie, sans polyurie, qui se maintenait dans des conditions de santé bonne, se sentait fort, vaquait à ses affaires, n'était rien moins que frigide et se serait cru tout à fait bien portant, n'étaient les avertissements de l'analyse urinaire, quand soudain, il perdit ses forces, maigrit, fut pris de soif vive et de polyurie (3 à 4 litres d'urine par 24 heures), et se mit à rendre 24 grammes de sucre par litre, sans que rien autre chose ne fut survenu qu'un immense chagrin..... il avait été trompé par sa femme. Le malade en avait éprouvé « une commotion comme jamais encore il n'en avait ressenti. » C'est à la suite de cette commotion que le diabète s'est brusquement aggravé (plus de 72 grammes au lieu de 3 grammes par jour) et cette perturbation violente du système nerveux s'est révélée non seulement par la glycosurie, mais encore par des troubles fonctionnels du système nerveux, rendus directement tangibles par la disparition totale du réflexe patellaire. »

Aussi dans les antécédents personnels ou héréditaires des diabétiques on rencontre souvent les maladies du système nerveux, l'hystérie et l'épilepsie surtout (Reynoso, Michéa, Seegen, Zimmer, Durand-Fardel).

Le traitement du diabète, comme celui de toutes les maladies de la nutrition, doit tenir grand compte du rôle considérable que joue le système nerveux dans la nutrition. Il faut procurer au diabétique le calme moral, lui conseiller les distractions, les voyages, le soustraire aux ennuis et aux préoccupations de ses affaires. On aura recours aussi à tous les stimulants physiques du système nerveux, à ceux qui, agissant sur les centres nutritifs de la moelle épinière, vont, par action réflexe, inciter les échanges nutritifs des tissus : tels sont les frictions sèches, les bains salés, l'hydrothérapie.

De cette rapide analyse de l'étiologie du diabète, il résulte une démonstration incontestable de l'influence directe du système nerveux sur les échanges nutritifs des éléments anatomiques (1).

Nous savons donc que le système nerveux peut empêcher la consommation du sucre, des acides organiques (acides urique, oxalique, et gras volatiles) pour produire la gravelle, la lithiase biliaire, le dyscrasie acide, la goutte. Mais la clinique et l'expérimentation commencent déjà à démontrer que les substances protéïques, l'albumine peut être éliminé sans lésion rénale sous une influence nerveuse. Elle serait mal élaborée par les tissus de l'organisme. Les albuminuries de nature nerveuse sont incontestables, et M. Bouchard prouve que l'albumine éliminée dans ces cas serait différente de l'albumine normale du sang qui est excrétée dans les maladies du rein. Il y a des expériences de M. Bouchard, dans lesquelles l'excitation du système nerveux faisait apparaître dans les urines le sucre et l'albumine mal élaborée ou *albumine non retractile.*

Les transformations nutritives de la matière azotée sont sous la dépendance du système nerveux, comme on peut le constater par la quantité d'urée, dernier degré de leur oxy-

(1) Le diabète insipide, si souvent produit par le choc nerveux, soit traumatique, soit moral, (Lancereaux, thèse) est constitué probablement par un trouble profond de la nutrition et non par un trouble vaso-moteur du rein. Ce qui le prouve, c'est la proportion considérable de sels, chlorure de sodium, phosphate, qui est éliminé par les urines. D'autres fois, le trouble nutritif est constitué par la trop grande élimination de l'urée. Ces variétés de diabète insipide pas plus que la consomption qui les accompagne ne sauraient s'expliquer par une simple perturbation de la circulation rénale. D'ailleurs il n'y a pas d'altération du rein.

ation, trouvée dans les urines. Bœcker (cité par M. Bou-hard, cours inédit) constata après avoir ressenti une grande oie, que le poids de son corps perdit 1,195 grammes en 4 heures, et dans ce même espace de temps ses urines enfermèrent 87 grammes de matériaux solides, parmi les-uels 40 grammes d'urée, c'est-à-dire le double de l'état ormal. C'est dire que les métamorphoses nutritives s'étaient onsidérablement augmentées, à la suite d'une agréable im-ression morale. Dans le même cas, Beneke élimina 900 entimètres cubes d'urine dans l'espace de 6 heures (pres-ue le triple qu'à l'état normal 350 c. c.) et la densité de 'urine loin d'avoir diminué s'élevait à 1,027 et à 1,041 état normal, en moyenne 1,015); les matériaux solides taient donc augmentés, et ils indiquaient l'accélération des nutations chimiques de l'économie. Ceci est tout à fait l'accord avec l'observation de tous les jours : que la joie, a gaieté, le contentement de l'esprit, développent l'appétit, t que la tristesse, la mauvaise humeur le diminuent au ontraire ; l'augmentation de l'appétit signalant la plus rande activité des métamorphoses nutritives, et sa dimi-ution, leur ralentissement.

Un des exemples les plus remarquables de l'influence que peuvent avoir certains états nerveux sur la nutrition, c'est celui de la nutrition chez quelques hystériques. Elles peu-vent passer des semaines et des mois même en ingérant à peine quelques aliments. Le mouvement d'assimilation et de lésassimilation est presque complètement arrêté, comme le prouve la petite quantité d'urée excrétée, 3 grammes et même 0,74 centigrammes par jour. De nombreux cas de ce genre ont été constatés par beaucoup de médecins, et la preuve de cet arrêt dans la nutrition a été très bien exposée dans l'excellente thèse de M. Empereur, *Essai sur la nutrition dans l'hystérie* (1876). On s'est plu souvent à contester la réalité des histoires d'hommes et surtout de femmes qui sont restés longtemps sans manger : « Pour nous, dit M. l'Empereur, nous les admettons comme étant l'expression de la vérité, mais une expression souvent exagérée, et nous reconnaissons qu'il est parfaitement possible qu'une personne reste plusieurs mois et même une année sans ingérer autre chose que l'eau pure, mettant ainsi en pratique l'adage populaire : vivre d'amour et d'eau fraîche. Ce fut pour plusieurs saints la seule alimentation. »

L'étude de l'influence du système nerveux sur la métamorphose des matériaux nutritifs dans l'intimité de nos tissus, est à peine commencée. C'est une voie féconde ouverte aux vrais observateurs, et qui permettra d'arriver à une connaissance plus précise de la genèse de beaucoup de maladies et des moyens propres à les éviter.

De l'ensemble de ces réflexions nous pouvons conclure aussi, comme dans le chapitre précédent, à l'existence de centres nutritifs dans la moelle et dans le bulbe, centres qui reçoivent une double influence continue : celle du cerveau et celle des nerfs sentisifs. Le premier lui transmet les impressions de la vie morale et sociale, le second les incitations du monde physique.

## IV

### INFLUENCE NUTRITIVE DU SYSTÈME NERVEUX, PROUVÉE PAR LES LÉSIONS ANATOMIQUES QUE SES PERTURBATIONS PEUVENT ENGENDRER DANS TOUS LES TISSUS DE L'ÉCONOMIE.

Depuis plus de vingt-cinq ans on a vu paraître de nombreux travaux concernant l'intéressante question des troubles trophiques consécutifs aux maladies ou aux lésions du système nerveux. Qu'il nous suffise de rappeler ici ceux de MM. Charcot, Brown-Séquard, Duchenne (de Boulogne), Bouchard, Vulpian, Hayem, en France; ceux de Weir Mitchell et Morehouse, aux Etats-Unis, ceux de Romberg, Erb, et Samuel en Allemagne.

Plusieurs thèses sur ce sujet ont été soutenues à la Faculté de Paris, parmi lesquelles nous signalerons celles de Canuet (1855), Mougeot (1867), Couyba (1871), Meyer (1876) et enfin celle de M. Arnozan, thèse d'agrégation (1880), qui est un résumé très complet de la question.

Nous constaterons ici une fois de plus que tandis que la physiologie n'a presque rien produit pour éclairer ce point important de biologie, si ce n'est toutefois les belles expériences de Waller sur les dégénérations des nerfs, l'observation clinique et anatomo-pathologique, au contraire, a porté cette étude, on pourrait presque dire jusqu'à son dernier développement.

La pathologie a démontré d'une manière décisive que la nutrition de tous les tissus est sous la dépendance étroite et directe du système nerveux, car les altérations de celui-ci peuvent provoquer toute sorte de lésions dans les tissus qu'il innerve : soit l'atrophie, soit l'hypertrophie, soit l'arrêt de développement, soit même l'inflammation. Quelques esprits, malgré la liaison constante observée à l'état pathologique entre la nutrition des organes et celui du système nerveux, ont voulu nier qu'à l'état normal le même système ait une influence quelconque sur le phénomène nutritif des tissus. C'est oublier tout à fait un des principes les plus incontestables de la pathologie générale, dû au génie de Broussais, à savoir : que tout phénomène pathologique n'est que l'altération en plus ou en moins du phénomène normal ou physiologique (1). Les faits pathologiques que nous allons brièvement exposer, contribuent donc à démontrer que le système nerveux est, à l'état normal, un modificateur direct et puissant de la nutrition des tissus.

Nous ne ferons pas une description complète des troubles trophiques, nous en indiquerons seulement quelques-uns, insistant avant tout sur leur interprétation.

*Système nerveux.* — Les cellules nerveuses de la substance grise de la moelle et celles des ganglions spinaux exercent une influence trophique sur les nerfs moteurs et sensitifs qui sont en connexion avec elles. Ceci a été démontré par les expériences de Waller. Coupez un nerf mixte ; le bout periphérique dégénère jusqu'à son extrémité, tandis

(1) Auguste Comte a généralisé ce principe, en l'appliquant à tous les phénomènes du monde, et en a fait ainsi une des quinze grande lois de *Philosophie première* : « Les modifications quelconques de l'ordre universel sont bornées à l'intensité des phénomènes dont l'arrangement demeure inaltérable. » (Politique positive, T. IV.)

ue le bout central en connexion avec le centre nerveux, este intact. On ne peut invoquer l'inertie fonctionnelle pour xpliquer la dégénérescence, d'abord parce que les nerfs noteurs ne dégénèrent pas dans le cas de paraplégie, ou 'hémiplégie de cause cérébrale, ni les nerfs sensitifs dans es cas d'hémianesthésie complète, de cause médullaire, cé- ébrale ou simplement hystérique. Mais cette interprétation oit être tout à fait rejetée lorsque l'on considère que, dans a section d'un nerf sensitif, la partie périphérique qui dé- énère reçoit les incitations de la peau, tandis que le bout entral reste intact, bien qu'il ne reçoive plus d'impression ensitive. Il y a plus, si la section du nerf sensitif porte sur a partie située entre le ganglion spinal et la moelle, c'est le out attenant à la moelle qui est rapidement détruit, tandis que celui qui reste en connexion avec le ganglion, con- erve toute son intégrité anatomique, quoiqu'il ne puisse emplir aucun rôle fonctionnel. On ne peut invoquer non plus des troubles vaso-moteurs, car la section du nerf mixte produit une dilatation des vaisseaux, et on ne s'expli- querait pas comment celle-ci peut amener la destruction les nerfs. Du reste, dans les vascularisations considérables provoquées par les sections du sympathique, on n'observe pas de dégénérescences nerveuses, et, au contraire, on con- state la même dégénérescence quoiqu'on fasse la section des nerfs le plus près possible de la moelle, avant qu'ils aient reçu beaucoup de filets sympathiques.

Il faut donc accepter une action trophique des centres nerveux. La clinique confirme cette explication et indique nettement quels sont les centres trophiques des nerfs mo- teurs. Ainsi dans la paralysie infantile et dans l'atrophie musculaire progressive, on trouve en même temps et l'alté- ration des cellules des cornes antérieures de la moelle et la dégénérescence des nerfs moteurs, analogue à celle produite par la section du nerf. Dans la paralysie diphthéritique et dans la paralysie labio-glosso-laryngée, on observe les mêmes dégénérescences des nerfs moteurs consécutives aux lésions des cellules des cornes antérieures du bulbe et de la moelle.

Les centres trophiques des nerfs moteurs sont, par conséquent, les grandes cellules des cornes antérieures de la moelle, ou, pour être plus complet, le noyau gris d'origine de ces nerfs.

Quant aux centres trophiques des nerfs sensitifs, ils se trouvent dans les ganglions intervertébraux.

*Muscles.* — La nutrition des muscles est sous la dépendance directe du système nerveux. Ils s'atrophient et disparaissent lorsque l'on interrompt leurs connexions nerveuses avec la moelle. Et cette atrophie ne peut être attribuée à l'inertie fonctionnelle, car dans la paralysie complète des muscles, soit dans la paraplégie soit dans l'hémiplégie de cause cérébrale ou simplement hystérique, on n'observe pas leur atrophie rapide. Il faut aussi rejeter que ce soit par une action vaso-motrice que la section d'un nerf moteur amène l'altération musculaire. La section du facial faite au-dessous du plancher ventriculaire lorsque ce nerf ne contient que fort peu de fibres vaso-motrices, produit la même atrophie que si on le sectionne au niveau du masséter, lorsqu'il a reçu de nombreuses anastomoses du grand sympathique (Vulpian). L'action trophique et l'action vaso-motrice se montrent parfaitement distinctes dans l'expérience faite par Vulpian sur les nerfs de la langue : le lingual et l'hypoglosse. La section du premier détermine des troubles vaso-moteurs profonds, mais nullement l'atrophie de la langue; la section de l'hypoglosse, au contraire, avec peu de troubles vaso-moteurs, amène une atrophie considérable et rapide de la moitié de la langue innervée par lui.

La clinique et l'anatomie pathologique sont encore plus démonstratives pour nous indiquer le siège des centres nutritifs des muscles. Toutes les maladies des centres nerveux, qui atteignent soit primitivement soit secondairement, les cellules des cornes antérieures de la moelle, ou celles qui leur correspondent dans le bulbe, entraînent dans les muscles une atrophie en relation avec les centres nerveux lésés. Ainsi nous observons ces atrophies dans les dégénérations descendantes de la moelle (consécutives aux maladies cérébrales), lorsque le travail de sclérose atteint les cellules multipolaires des cornes antérieures; dans la sclérose latérale amyotrophique, dans la paralysie infantile, dans la paralysie spinale aiguë de l'adulte, dans la paralysie labio-glosso-laryngée, et dans les myélites diffuses aiguës, lorsqu'elles détruisent les cellules des cornes antérieures. Dans les maladies à forme aiguë, l'atrophie musculaire survient avec une rapidité vraiment remarquable.

Il est donc incontestable que les centres trophiques de muscles se trouvent dans les cellules de la corne antérieure de la moelle et que leur complète intégrité est indispensable à la nutrition normale des muscles.

*Os et articulations.* — Les sections des nerfs amènent parfois des altérations osseuses, qui ne peuvent être rattachées à des influences vaso-motrices, comme le démontrent les expériences de Schiff. Le caractère de ces altérations n'est pas établi.

La clinique nous montre un arrêt de développement des os, sous l'influence d'une lésion nerveuse, dans la paralysie infantile. Dans l'ataxie locomotrice on peut observer souvent une altération profonde des os ; ils deviennent d'une fragilité extrême qui expose les ataxiques à des fractures presque spontanées. La lésion se caractérise par l'atrophie des os dans toute leur longueur, mais surtout aux épiphyses; la tête de l'humérus ou du fumur disparaît quelquefois entièrement.

On est en droit de penser que le centre trophique des os est différent de celui des muscles et qu'il se rapproche des centres sensitifs de la moelle. En voici les raisons : Dans la paralysie infantile, l'atrophie des muscles est parfois très considérable et comprend presque tous les muscles d'un membre, tandis que les os ont continué à se développer; tandis que d'autres fois l'arrêt de développement porte plus spécialement sur les os, accompagné à peine de l'atrophie de quelques muscles. Dans beaucoup d'ataxies accompagnées d'arthropathies on n'observe pas d'atrophies musculaires. Nous dirons aussi que les nerfs qui transmettent aux os l'influence nutritive, sont bien des nerfs trophiques ou nutritifs, car ils n'ont aucun autre rôle fonctionnel.

On a vu des arthrites aiguës succéder soit aux lésions cérébrales, soit aux lésions de la moelle, aux myélites aiguës. La région de la moelle principalement atteinte dans le cas d'arthrite semble avoisiner les portions qui président à la nutrition de la peau, car on les voit souvent s'accompagner des lésions trophiques de la peau.

*Peau et annexes.* — C'est dans la peau et ses annexes que nous trouvons la variété la plus considérable de lésions trophiques liées directement à des perturbations du système nerveux. Presque tous les observateurs acceptent maintenant que ces lésions se produisent sous l'influence directe du système nerveux, et non pas par l'intermédiaire des vaso-moteurs. On sait, en effet, que les congestions intenses et prolongées qui accompagnent la section du grand sympathique n'amènent aucune de ces lésions. Dans les hémiplégies provoquées par le traumatisme de la moelle, on peut rencontrer d'un côté la paralysie des muscles et des vaso-moteurs, avec hyperesthésie, et de l'autre côté, la paralysie de la sensibilité et des eschares. La lésion la plus exposée aux hyperhémies vasculaires de cause nerveuse, la face, n'est pas le lieu d'élection des lésions trophiques.

Un des troubles trophiques les plus fréquents de la peau, est l'herpès zoster ou *zona*. On l'observe à la suite des blessures nerveuses, des névralgies, des névrites, des lésions des ganglions intervertébraux, de l'ataxie locomotrice et des lésions siégeant à la partie postérieure de la moelle. Diverses autres éruptions de la peau sur le trajet des nerfs peuvent survenir à la suite des lésions des nerfs et des autres causes que nous venons de signaler : telles sont le pemphygus, l'echthyma (chez les ataxiques surtout), l'eczéma, l'anthrax et les furoncles.

Une lésion plus considérable encore, c'est l'eschare, qui se produit à la région fessière dans le cas d'hémorrhagie ou de ramollissement cérébral, et à la région sacrée dans les myélites aiguës. La rapidité avec laquelle survient cette lésion lui a fait donner le nom de *decubitus acutus*, et prouve bien l'influence nerveuse directe.

Toutes les dermatoses, psoriasis, lichen, vitiligo, prurigo, etc., peuvent être observées à la suite des violentes émotions morales, comme l'affirment la plupart des dermatologistes (Thèses de Canuet et de Meyer).

Le tissu conjonctif sous-cutané s'inflamme et s'hypertrophie sous l'influenee des lésions nerveuses. Weir Mitchell cite un cas d'hyperplasie cutanée, simulant l'éléphantiasis dans le pouce, l'index, le médius et sur le dos de la main, par suite d'une lésion du plexus brachial par une balle. « La peau y semblait épaissie ; les tissus présentaient la consistance des tumeurs fibreuses et ne se laissaient point déprimer par la première. » Fredreich et Duval ont rapporté le cas d'une hypertrophie de la lèvre supérieure sous l'influence d'une névralgie sous-orbitaire rebelle.

Les lésions nerveuses peuvent aussi déterminer l'atrophie de la peau, décrite sous le nom d'aspect luisant de la peau ou de sclérodermie. Sa pigmentation disparaît souvent dans les mêmes cas. La décoloration de la peau se retrouve parfois chez les phthisiques, probablement sous l'influence des lésions nerveuses. Quelquefois, au contraire, l'influence nerveuse augmente la pigmentation, comme on le remarque surtout dans la maladie bronzée.

Les annexes de l'épiderme, les cheveux sont aussi sous la dépendance du système nerveux ; les lésions des nerfs, les névralgies peuvent les hypertrophier (soit en longueur, soit en épaisseur), les faire tomber et changer leur coloration. Gubler a observé cette décoloration dans un cas de migraine. A chaque accès les cheveux blanchissaient, si bien « qu'au bout d'un certain nombre de mois, on observait sur beaucoup de cheveux, non sur tous, des zones alternativement blanches et noires. » C'est sur cette décoloration aussi que l'influence des émotions morales se fait remarquer. Déjà Bichat l'avait noté dans son *Anatomie générale* (t. IV, p. 214) : « Les diverses passions de l'âme ont une influence remarquable sur la substance intérieure des poils. Souvent, dans un temps très court, les chagrins la font changer de couleur, la blanchissent..... Beaucoup d'auteurs ont rapporté de ces faits. Quelques-uns, Haller même, les ont révoqués en doute. mais je connais au moins cinq ou six exemples où la décoloration a été opérée en moins de huit jours. En une nuit, une personne de ma connaissance a blanchi presque entièrement à la suite d'une nouvelle funeste. » Les observations de M. Charcot ont mis hors de toute contestation la calvitie rapide de cause morale.

L'anatomie pathologique constate que les lésions du système nerveux, qui produisent les troubles trophiques de la peau, siègent dans les ganglions spinaux et dans la partie postérieure de la moelle. Le système nerveux trophique a de très intimes connexions avec le système nerveux sensitif, comme on le constate d'après la douleur qui accompagne presque toujours les éruptions de la peau. Mais est-on autorisé à penser que c'est le système nerveux sensitif qui préside à la nutrition. Nullement. Et tout nous oblige à accepter l'existence des centres et des nerfs trophiques de la peau. D'abord il faudrait admettre deux actions nerveuses qui se propagent en sens inverse : le nerf sensitif serait centripète pour la sensibilité et centrifuge pour l'action trophique, et remarquez que la dernière est souvent une action réflexe de la seconde, car nous avons vu que les impressions sensitives influent sur la nutrition des tissus. D'ailleurs beaucoup des névralgies ne s'accompagnent pas d'éruptions à la peau, et celles-ci, le zona et beaucoup des dermatoses par cause morale, ne sont pas toujours accompagnées de douleurs. L'abolition de la sensibilité chez les hystériques n'altère presque jamais la nutrition de la peau; et d'autre part les bulles de pemphygus consécutives aux lésions des nerfs apparaissent toujours dans les zones anesthésiées (Arnozan), ce qui signifie que l'irritation nerveuse se propage jusque là par une autre espèce des nerfs. Charcot signale aussi la persistance dans la sensibilité dans les cas d'eschare produite par des lésions des centres nerveux : la gangrène survient donc par disparition de l'influence trophique et non par la perte de la sensibilité.

Les lésions de la peau et de ses anexes, à la suite d'émotions morales, prouvent encore que les centres et les nerfs trophiques de ces régions sont en relations nerveuses avec l'encéphale, avec le cervelet (1), suivant l'hypothèse d'Auguste Comte, qui fait de cet organe le siège de l'instinct nutritif.

*Glandes.* — L'action directe du système nerveux sur les glandes est expérimentalement démontrée. Il y a des nerfs excito-sécréteurs dont l'influence s'exerce sur les cellules mêmes de la glande indépendamment de toute influence vaso-motrice. Ludwig, ayant lié les carotides après la mort d'un animal, a pu encore faire sécréter la glande sous-maxillaire sous l'excitation de la corde du tympan. La distinction a été mieux établie par Heideinham et Vulpian, au moyen de l'atropine qui supprime l'action sécrétoire de la corde du tympan, mais qui laisse intacte son action vaso-

(1) Les faisceaux cérébelleux de la moelle, à marche centripète, mettent en relation divers étages de la substance grise de la moelle avec le cervelet (Grasset. *Maladies du système nerveux*, p. 299). Ces relations nerveuses expliquent certains faits étranges, attribués jadis à des miracles; telles sont les stigmates des saints. « Voici ce qu'écrivait Auguste Conte à un de ces disciples à propos des stigmates de Saint-François-d'Assises: Je suis aussi disposé que les Italiens à croire aux stigmates exceptionnels qui précédèrent la mort de l'incomparable réformateur du XIIIe siècle, mais en y voyant un simple ésultat de cette réaction du cerveau sur le corps, chez un organisme éminemment impressionnable, sans aucune mystérieuse impression du dehors. » (Audiffrent. *Maladies du cerveau et de l'innervation.*)

motrice, de telle façon que sa faradisation amène une dilatation considérable des vaisseaux de la glande sous-maxillaire, sans qu'il se produise la moindre sécrétion. M. Vulpian a démontré la même chose pour les glandes sudoripares, qui malgré une hyperhémie considérable ne sécrètent pas de sueur sous l'influence de l'atropine. Du reste, la clinique démontre amplement cette distinction entre le rôle vaso-moteur et le rôle excito-sécréteur du système nerveux. Dans beaucoup d'état moraux telle que la peur, ou d'états pathologiques, telles que la hernie étranglée, l'occlusion intestinale, la peau devient pâle, froide, les petits capillaires sont reserrés, et cependant sous l'influence de l'état nerveux, la peau, surtout celle des extrémités et de la face, se recouvre d'une abondante sueur, froide et visqueuse.

Et les nerfs sécréteurs peuvent non-seulement augmenter ou diminuer, mais encore altérer la qualité des liquides sécrétés. Weir Mitchell dit, dans son intéressant ouvrage *Lésions des nerfs* (page 193 de la traduction française) : « Dans un grand nombre de cas de blessure partielle de troncs nerveux que j'ai observés, j'ai trouvé une sudation excessive. Quelquefois même, particulièment lorsque la sensation de cuisson avec aspect luisant de la peau venait se joindre aux autres symptômes, la sueur était non-seulement abondante mais excessivement acide, et, parmi les malades, beaucoup se trahissaient à moi par cette odeur acide, analogue à celle du vinaigre, que leurs mains exhalaient toujours, malgré l'usage perpétuel qu'ils faisaient de l'eau. Une fois, entre autre, l'exhalaison était insupportable, tout à fait analogue à celle d'une eau croupie. » La salive peut être altérée dans les cas de névralgie faciale; témoin ce dépôt considérable de tartre qui se fait dans certains états pathologiques. « Chez une femme qui vint dans mon service, dit M. Tillaux (*Ana-*

*tomie*, p. 377), à Lariboisière en 1873, une tumeur formée par le tartre avait le volume d'une noix; elle siégeait au côté droit et était exactement limitée par la ligne médiane. Or, la malade depuis de longues années était en proie de ce côté à une névralgie faciale que rien ne pouvait calmer. »

Gubler a remarqué dans des névralgies faciales l'acidité du mucus buccal qui a permis dans quelques cas le développement du muguet. Dans les névralgies du nerf ophthalmique on remarque souvent une abondante sécrétion de larmes très âcres. Cette dernière observation nous fait penser qu'il y a une réalité objective dans le qualificatif qu'on donne vulgairement aux larmes, suivant l'état moral de la personne qui les sécrète : ainsi on dit larmes *douces* de la joie et du bonheur, les larmes *amères* de la douleur et de la peine.

L'existence incontestable des nerfs sécréteurs vient encore donner un appui à l'existence des nerfs nutritifs ou trophiques. Car qu'est-ce que la sécrétion des glandes sinon un mode de nutrition spéciale à certains éléments anatomiques. C'est en assimilant et en désassimilant certaines substances organiques, ou en se détruisant même, suivant quelques auteurs, que les cellules glandulaires élaborent les liquides sécrétés. Les nerfs sécréteurs jouent donc un rôle véritablement trophique, ils agissent directement sur les cellules glandulaires pour modifier leur nutrition.

Une conséquence de cette action trophique, c'est l'atrophie des glandes sudoripares et sébacées sous l'influence des blessures des nerfs. On a aussi des observations d'atrophie du testicule à la suite des lésions cérébrales ou médullaires, ou de la simple section du nerf spermatique.

*Œil.* — La nutrition de l'œil est sous la dépendance du

trijumeau. La section de celui-ci (Magendie) amène un ensemble des lésions qui déterminent, à la fin, la fonte complète de l'œil. On ne peut pas invoquer le manque de sensibilité qui ne protège l'œil contre les actions de l'extérieur, car la paralysie du facial qui prive l'œil du clignotement et la fermeture des paupières, n'occasionne pas ces lésions ; « Meissner, en faisant des sections incomplètes du trijumeau, conservait la sensibilité de l'œil et produisait cependant des troubles trophiques quand la lésion portait sur la partie interne du nerf. Schiff a confirmé ces résultats et cité des cas pathologiques analogues chez l'homme. Dans ces derniers temps même, Merkel aurait trouvé une troisième racine ; il aurait pu couper la racine sensitive sans toucher la racine trophique, et aurait ainsi déterminé l'anesthésie de l'œil sans lésion trophique. » (Grasset.)

Il est démontré d'ailleurs que les vaso-moteurs ne prennent aucune part à ces lésions.

Les centres trophiques de l'œil semblent être dans le ganglion de Gasser et dans le bulbe.

Comme dans les chapitres précédents, il résulte des considérations de ce chapitre qu'il existe des centres et des nerfs trophiques tenant sous leur dépendance la nutrition de tous les tissus, et recevant deux influences continues : celle qui vient des nerfs sensitifs et celle qui vient de l'encéphale.

## V

### CONSIDÉRATIONS FINALES.

D'après l'ensemble de notre étude, nous croyons qu'il est aujourd'hui démontré que le système nerveux exerce une influence immédiate, directe, sur les phénomènes chimiques des éléments anatomiques, qu'il est le régulateur de la nutrition de tous les tissus, qu'il joue, en un mot, un véritable rôle trophique ou nutritif. Ce nous semble également une chose désormais acquise à la science que l'existence de centres spéciaux destinés à ce rôle, et situés, soit dans les ganglions inter-vertébraux soit surtout dans la moelle. De ces centres partent des fibres spéciales que nous appelons trophiques ou nutritives, par l'intermédiaire desquelles la nutrition des tissus est influencée. Les fibres trophiques des muscles sont en même temps des fibres motrices. Quant à la localisation exacte des centres trophiques, nos connaissances laissent encore à désirer. Nous possédons cependant quelques indications. Pour les muscles il est démontré que leurs centres trophiques se trouvent dans les cellules des cornes antérieures de la moelle. Suivant Vulpian les centres des glandes seraient dans la portion antérieure de la moelle, et c'est dans la substance grise postérieure que semblent résider les centres trophiques des os, de la peau, et du tissu cellulaire sous-cutané.

Nous avons vu que les centres trophiques sont continuellement influencés : 1° par les nerfs sensitifs, ce qui explique le rôle considérable que les agents physiques, lumière, chaleur, électricité, etc., jouent dans la nutrition; 2° par l'encéphale, appareil où résident toutes nos passions, qui agissent si puissamment sur la nutrition.

C'est principalement à l'aide du système nerveux trophique que le moral modifie le physique. Mais quel est l'organe encéphalique qui est en relation directe avec les centres nutritifs de la moelle? Pour nous c'est le cervelet et nous croyons très justifiable l'hypothèse d'Auguste Comte, qui fait de la partie moyenne de cet organe le siège de l'instinct nutritif, c'est-à-dire l'organe spécial chargé de veiller à la nutrition de l'individu. Nous en avons donné les raisons dans notre avant-propos. Des considérations anatomiques pourraient être alléguées à son appui. Le cervelet est placé comme un intermédiaire entre la moelle et le cerveau, avec lesquels il a des relations anatomiques très intimes. Ainsi, les pédoncules cérébelleux inférieurs semblent mettre en relation le cervelet avec la substance grise de la moelle, et les supérieurs avec le cerveau.

Quoi qu'il en soit de cette yhpothèse, il est démontré que la vie nutritive est soumise à une double influence : l'influence du monde extérieur par l'entremise des nerfs sensitifs, et l'influence cérébrale, qui fait retentir sur elle le choc de nos passions, et de tous les accidents de notre vie morale et sociale. Mais cette influence cérébrale sur la nutrition est bien plus considérable encore si nous considérons l'ensemble des fonctions nutritives. En effet, dans notre étude nous n'avons examiné que le rôle du système nerveux dans le mouvement intime d'assimilation et de désassimilation de tous les tissus de notre organisme. Cependant toutes les fonctions qui préparent cette assimilation, digestion, absorption, respiration, circulation, et celle d'excrétion sont étroitement soumises aux centres nerveux.

Les viscères végétatifs, en un mot, nécessitent l'incitation continue du système nerveux pour remplir leur fonction. C'est lui qui maintient l'admirable consensus habituel entre toutes les fonctions de nutrition. Cette harmonie, qui constitue la santé corporelle, s'établit par un double appareil nerveux, la moelle avec son prolongement bulbaire, et le grand sympathique, qui est en intime connexion avec la moelle épinière. Grâce à ce véritable appareil de perfectionnement, chargé de maintenir l'unité corporelle, les hautes fonctions mentales et morales du cerveau peuvent remplir librement leur noble destination sociale. Mais la moelle et le grand sympathique sont hiérarchiquement subordonnés à l'appareil encéphalique, ils en reçoivent une influence continue, et c'est ainsi que les grandes perturbations morales vont retentir sur la vie nutritive. Donc l'unité et l'harmonie corporelles exigent aussi l'harmonie et l'unité des fonctions cérébrales.

Ces notions ont une grande importance pour la conception de la pathologie humaine. Nous avons dit que la santé consistait dans ce consensus, dans cette harmonie qui règne entre toutes les fonctions et qui fait de notre organisme une véritable unité.« Or, puisque la santé réside dans l'unité, la maladie, dit Auguste Comte (1), résulte toujours d'une altération de l'unité, par excès ou défaut d'une des fonctions en harmonie. Le désordre peut provenir du dehors ou du dedans, quand les limites normales de variation se trouvent dépassées, en un sens quelconque, par l'action prolongée,

(1) Voir sa correspondance dans l'*Appel aux médecins*, du Dr Audiffrent, 1862, chez Dunod,

soit du milieu, soit de l'organisme. A mesure que l'espèce devient plus éminente et plus civilisée, c'est surtout le second cas qui prévaut. » En effet, avec le développement social, le cerveau acquiert une puissance plus considérable sur l'ensemble de l'organisme, et en même temps il est dans une activité plus grande. Ainsi, dans l'Occident, le cerveau devient la principale source des maladies. L'action du milieu n'est généralement efficace pour produire la maladie, que lorsque l'organisme est déjà prédisposé, c'est-à-dire, lorsque son système nerveux est profondément troublé, ou lorsque l'action perturbatrice de celui-ci a altéré la nutrition et consécutivement la composition des humeurs de l'économie. Excitabilité anormale du système nerveux ou altération préalable de la nutrition, telles sont les conditions indispensables pour que les agents extérieurs puissent engendrer l'inflammation (1).

Quant aux maladies infectieuses, quant à l'action des germes parasitaires, dont on a tant parlé dans ces derniers temps, nous croyons qu'on a trop exagéré leur rôle dans la production des maladies et qu'on a trop oublié la prédisposition, l'altération préalable qui permet leur développement dans l'organisme. Nous savons que quelques parasites de l'homme, comme ceux qui produisent le muguet et le pytiriasis versicolor, ne peuvent se développer que sur des organismes déchus, dont la nutrition est profondément altérée.

Donc, maintenir le bon état de notre système nerveux, et surtout l'harmonie et l'unité de nos fonctions cérébrales, est

(1) Ces idées ont été magistralement exposées par M. le professeur Bouchard, dans son cours de 1881-1882 sur les *Maladies par réaction nerveuse*.

la première condition pour éviter la maladie et conserver la santé. Auguste Comte a parfaitement établi qu'au milieu de nos nombreux instincts égoïstes et altruistes, notre unité morale ne pouvait s'établir que par la prépondérance des seconds, c'est-à-dire, de la sympathie. Il vient ainsi confirmer le précepte empirique des moralistes et des prêtres : « que le meilleur moyen de se bien porter consiste à développer la bienveillance. La gaîté, la sécurité que procure l'habitude de *vivre au grand jour*, chez ceux qui *vivent pour autrui*, garantit autant leur santé que leur bonheur; par contraste à la belle remarque de Hufeland sur la faible longévité des comédiens, et généralement de quiconque est souvent forcé de dissimuler. »

Si la santé corporelle dépend de la santé cérébrale, si le corps subit continuellement l'influence du cerveau, celui-ci a un milieu spécial sous la dépendance duquel il vit : c'est le milieu social. La société, c'est-à-dire la famille, la patrie et l'humanité, réagissent incessamment sur toute notre vie cérébrale ; sur nos sentiments, sur notre intelligence et sur nos actes. Notre façon de sentir, de penser et d'agir dépend de l'époque, de la civilisation, du pays et de la famille même, auxquelles nous appartenons. Nous sommes des véritables produits de l'humanité tant au point de vue mental et moral qu'au point de vue physique. Toutes les perturbations sociales profondes altèrent les conditions d'harmonie des cerveaux individuels ; elles y jettent le trouble et prédisposent par conséquent à la maladie. Tous les observateurs ont remarqué la recrudescence des maladies et la naissance des épidémies à la suite des grandes révolutions politiques et sociales. Par l'entremise du cerveau, l'harmonie sociale tient donc sous sa dépendance l'harmonie corporelle.

Auguste Comte a justement dit que l'état précaire de a santé individuelle dans les derniers siècles pro- ient de la profonde perturbation sociale que la chute u catholicisme a produite en Occident. La désorga- isation sociale, suite de la révolution mentale, en st arrivée au point de relâcher jusqu'aux liens les plus ntimes de la famille. La morale, trop liée au catholicisme, souffert aussi de sa chute, et les passions les plus per- urbatrices se sont données libre cours. Le manque des for- es convictions mentales et l'absence d'un noble but pour la ie humaine a jeté souvent les individus dans le doute, l'ir- ésolution et l'ennui. Combien des maladies ne prennent as leur source, trop souvent ignorée, dans un insuffisant ssor de l'altruisme ?

L'influence incontestable de l'état social sur la santé, et u morale sur le physique, nous prouve que le médecin ne oit pas se désintéresser de la nature morale de l'homme, i des graves problèmes sociaux qui agitent notre époque. 'out étant solidaire dans notre indivisible nature, le vrai raticien est appelé à soigner conjointement le corps, l'esprit t le cœur de l'homme. Auguste Comte avait raison de dire ue les médecins étaient destinés à remplacer l'ancien sa- erdoce, mais pour cela il faut qu'ils s'élèvent jusqu'à la nagnifique synthèse philosophique et religieuse due à la uissance de son génie. Le principal but de notre travail a té de confirmer un des points fondamentaux de cette syn- hèse et notre seule récompense serait d'avoir inspiré à uelques esprits le désir de connaître la seule doctrine qui uisse aujourd'hui réorganiser la société en dehors de toute héologie.

Paris. — A. PARENT, imp. de la Fac de médec., A. DAVY successeur, 52, rue Madame et rue M le-Prince, 14.

www.ingramcontent.com/pod-product-compliance
Ingram Content Group UK Ltd.
Pitfield, Milton Keynes, MK11 3LW, UK
UKHW021908260726
13966UKWH00006B/1293

9 782011 789822